Krankenpfleger

in Urologie

Der vollständige Leitfaden

ALEXANDRE CAREWELL

Inhaltsverzeichnis

« In der Urologie geht unsere Aufgabe über die Behandlung von Organen hinaus, wir geben den Patienten Lebensqualität und Würde zurück. »

Kapitel 1 :
EINFÜHRUNG IN DIE UROLOGIE

Definition und Bedeutung der Urologie

Die Urologie, vom griechischen Wort "ouron" für Urin und "logos" für Lehre, ist das medizinische Fachgebiet, das sich mit der Untersuchung, Diagnose und Behandlung von Krankheiten befasst, die die Harnwege von Männern und Frauen sowie das männliche Fortpflanzungssystem betreffen. Das Gebiet umfasst so unterschiedliche Organe wie Nieren, Harnleiter, Blase, Harnröhre sowie Prostata, Hoden und Penis des Mannes.

Über diese rein anatomische Definition hinaus ist die Urologie von großer Bedeutung in der medizinischen Landschaft. Erstens sind viele urologische Erkrankungen häufig und können Menschen aller Altersgruppen betreffen, von häufigen Harnwegsinfektionen bei Frauen bis hin zu Prostatahypertrophien bei Männern im fortgeschrittenen Alter. Ihre Prävalenz macht die Urologie zu einem Eckpfeiler der modernen Medizin.

Zweitens befindet sich die Urologie an der Schnittstelle zwischen Medizin und Chirurgie. Ein Urologe ist oft gleichzeitig Arzt, Chirurg und manchmal sogar Onkologe, der sich mit urologischen Krebserkrankungen wie Prostatakrebs befasst. Diese Vielseitigkeit macht die Urologie zu einem anspruchsvollen, aber auch äußerst befriedigenden Fachgebiet, das eine ganzheitliche Sicht auf den Patienten bietet.

Drittens ist die präventive Dimension in der Urologie von zentraler Bedeutung. Die Aufklärung über eine gesunde Lebensweise, die Vermeidung von Harnwegsinfektionen und die Früherkennung von urologischen Krebserkrankungen sind entscheidende präventive Aspekte, um die Gesundheit der Bevölkerung zu erhalten.

Schließlich ist es von entscheidender Bedeutung, die psychologische und soziale Bedeutung der Urologie hervorzuheben. Viele urologische Störungen, seien sie funktionell wie Inkontinenz oder organisch wie Krebs, haben einen tiefgreifenden Einfluss auf die Lebensqualität, die Würde und das Selbstwertgefühl der Patienten. Die Rolle des Urologen und im weiteren Sinne des urologischen Pflegepersonals geht daher weit über die einfache medizinische Behandlung hinaus.

Die Urologie ist aufgrund ihrer Komplexität und Bedeutung ein faszinierendes Feld, das sich ständig weiterentwickelt und nicht nur eine hervorragende technische und theoretische Beherrschung erfordert, sondern auch Menschlichkeit und Einfühlungsvermögen, um die Patienten bestmöglich zu betreuen.

Geschichte und Entwicklung der Urologie

Die Geschichte der Urologie ist so alt wie die der Medizin selbst. Von den antiken Zivilisationen bis in die Neuzeit war die Urologie immer ein interessantes Gebiet für Ärzte, das sich mit den wissenschaftlichen, technologischen und gesellschaftlichen Fortschritten weiterentwickelt hat.

Die ersten Aufzeichnungen über urologische Eingriffe stammen aus dem alten Ägypten, wo Papyri wie der Papyrus von Ebers aus dem Jahr 1600 v. Chr. über die Behandlung von Harnwegserkrankungen berichten. Auch die griechischen und römischen Zivilisationen leisteten ihren Beitrag, wobei Persönlichkeiten wie Hippokrates die ethischen Grundlagen für die medizinische Praxis schufen.

Im Mittelalter, mit dem Niedergang des Römischen Reiches, ging in Europa viel medizinisches Wissen verloren, das jedoch in der islamischen Welt bewahrt und weiterentwickelt wurde. Ärzte wie Avicenna schrieben medizinische Abhandlungen, die sich mit urologischen Erkrankungen befassten.

In der Zeit der Renaissance erwachte in Europa das Interesse an Wissenschaft und Medizin. Die Anatomie wurde zu einem wichtigen Studienfach und es wurden menschliche Sektionen durchgeführt, die den Grundstein für ein besseres Verständnis der menschlichen Physiologie legten. Dies ebnete den Weg für chirurgische Fortschritte in der Urologie.

Jahrhundert, als die Asepsis und die Anästhesie eingeführt wurden, entwickelte sich die Urologie zu einem eigenständigen Fachgebiet. Die Chirurgen begannen, komplexere Verfahren mit höheren Erfolgsquoten durchzuführen.

Im 20. Jahrhundert kam es zu einer Explosion von Innovationen in der Urologie. Die Einführung der Zystoskopie, mit der das Innere der Blase untersucht werden kann, war ein wichtiger Wendepunkt. Später revolutionierte die extrakorporale Lithotripsie mit der Weiterentwicklung der Technologie die Behandlung von Nierensteinen und machte viele invasive Operationen überflüssig. Das Aufkommen der Robotik in der urologischen Chirurgie, insbesondere mit dem da Vinci-System, hat präzisere und weniger invasive Eingriffe möglich gemacht.

Parallel zu den technologischen Fortschritten ist das Bewusstsein für die Bedeutung des psychosozialen Aspekts der urologischen Behandlung gewachsen. Die Auswirkungen urologischer Erkrankungen auf die

Lebensqualität wurden erkannt und ein ganzheitlicherer Ansatz für die Behandlung der Patienten wurde gewählt.

Die Urologie ist heute ein reiches und vielfältiges Fachgebiet, das sich ständig weiterentwickelt. Sie integriert technologische Innovationen, während sie gleichzeitig tief in ihrem historischen Erbe verwurzelt bleibt, immer mit einem grundlegenden Ziel: die Lebensqualität der Patienten zu verbessern.

Häufige Erkrankungen in der Urologie behandelt werden

Die Urologie deckt ein breites und vielfältiges Spektrum an Erkrankungen ab, von einfachen Infektionen bis hin zu bösartigen Erkrankungen, die komplexe Eingriffe erfordern. Diese Erkrankungen betreffen sowohl Männer als auch Frauen und Patienten aller Altersgruppen. Im Folgenden werden einige dieser häufigen Erkrankungen näher erläutert.

1. Harnwegsinfektionen (UI) : Diese Infektionen können jeden Teil des Harnsystems betreffen, von den Nieren (Pyelonephritis) bis zur Blase (Zystitis) oder der Harnröhre (Urethritis). Sie sind besonders häufig bei Frauen anzutreffen, obwohl auch Männer betroffen sein können. Häufige Symptome sind Schmerzen oder ein brennendes Gefühl beim Wasserlassen, häufiger Harndrang und manchmal Blut im Urin.

2. Benigne Prostatahypertrophie (BPH): Diese Erkrankung ist ausschließlich bei Männern anzutreffen und zeichnet sich durch eine nicht krebsartige Vergrößerung der Prostata aus. Sie kann zu Symptomen wie Schwierigkeiten beim Wasserlassen, häufigem Wasserlassen oder sogar akutem Harnverhalt führen.

3. Nierensteine: Diese festen Gebilde, die sich in den Nieren entwickeln, können in die Harnwege absteigen und starke Schmerzen verursachen. Sie werden häufig mit diätetischen und metabolischen Faktoren in Verbindung gebracht.

4. Urologische Krebserkrankungen: In dieser Kategorie gibt es verschiedene Arten von Krebs, einschließlich Prostatakrebs, Blasenkrebs, Nierenkrebs und Hodenkrebs. Jede Art hat ihre eigenen Symptome, Risikofaktoren und Behandlungsprotokolle.

5. Harninkontinenz: Dieser unfreiwillige Verlust von Urin kann durch viele Faktoren verursacht werden, wie z.B. Stress, eine zugrunde liegende Erkrankung oder eine frühere Operation. Sie kann die Lebensqualität des Patienten erheblich beeinträchtigen.

6. Störungen der Sexualfunktion: In der Urologie werden häufig Probleme wie erektile Dysfunktion, vorzeitige Ejakulation oder Priapismus (verlängerte und schmerzhafte Erektion) behandelt.

7. Genitalinfektionen: Dazu gehören Erkrankungen wie Orchitis (Entzündung der Hoden), Epididymitis (Entzündung des Nebenhodens) oder sexuell übertragbare Infektionen, die den Urogenitaltrakt betreffen.

8. Angeborene Fehlbildungen: Erkrankungen wie Hypospadie (bei der sich die Öffnung der Harnröhre unter dem Penis befindet) oder Nierenfehlbildungen können eine urologische Behandlung von Geburt an erforderlich machen.

9. Trauma des Urogenitalsystems: Unfälle, Sportverletzungen oder andere Formen des Traumas können zu Verletzungen der Nieren, der Blase, der Harnröhre oder der Genitalien führen, die eine urologische Operation erfordern.

Jede dieser Erkrankungen erfordert einen spezifischen diagnostischen Ansatz, ein klinisches Management und häufig auch eine chirurgische Behandlung. Die Urologie als Fachgebiet ist gut gerüstet, um diese Erkrankungen zu behandeln, wobei der Schwerpunkt auf der Verbesserung der Lebensqualität des Patienten und der Beseitigung der Symptome liegt.

Die Bedeutung des Krankenpflegers in der Urologie

Im Herzen des Gesundheitssystems spielt die Krankenschwester eine zentrale Rolle im Behandlungsverlauf des urologischen Patienten. Die Krankenschwester in der Urologie ist mehr als nur eine Ausführerin klinischer Aufgaben, sie ist das entscheidende Glied, das die Kontinuität der Pflege, das Wohlbefinden des Patienten und die Wirksamkeit der Behandlung sicherstellt. Lassen Sie uns gemeinsam die Bedeutung dieses Berufs im Bereich der Urologie erkunden.

1. Klinische Expertise: Urologische Krankenschwestern und Krankenpfleger verfügen über umfassende Kenntnisse der urologischen Pathologie, der Diagnosetechniken, der Behandlungen und der postoperativen Protokolle. Ob es sich um die Assistenz bei einer Operation, die postoperative Pflege oder die Verabreichung spezieller Medikamente handelt, seine Fachkenntnisse gewährleisten eine sichere und wirksame Pflege.

2. Kommunikation mit dem Patienten: Häufig ist die Pflegekraft der erste Kontaktpunkt für den Patienten. Er erhebt die Krankengeschichte, erklärt die Verfahren und beruhigt den Patienten. Seine Fähigkeit, effektiv zu kommunizieren, zuzuhören und die Sorgen des Patienten zu verstehen, ist für den Aufbau einer vertrauensvollen Beziehung von entscheidender Bedeutung.

3. Aufklärung des Patienten : Das Pflegepersonal spielt eine entscheidende Rolle bei der Aufklärung der Patienten über ihren Zustand, die verfügbaren Behandlungen, die Verhütung von Infektionen oder die Lebensgewohnheiten, die sie annehmen sollten. Diese Aufklärung ist von zentraler Bedeutung, um den Patienten in die Lage zu versetzen, seine Gesundheit selbst in die Hand zu nehmen.

4. Verbindung zwischen Patient und medizinischem Team: Die Pflegekraft ist häufig das Bindeglied zwischen dem Patienten und dem medizinischen Team. Er sorgt dafür, dass die Informationen zwischen den verschiedenen Beteiligten korrekt fließen und gewährleistet so eine koordinierte und ganzheitliche Behandlung.

5. Emotionale Unterstützung: Angesichts einer urologischen Diagnose kann der Patient Angst, Furcht oder Ungewissheit empfinden. Das Pflegepersonal bietet emotionale Unterstützung, hört wohlwollend zu und kann den Patienten bei Bedarf an andere Fachleute verweisen.

6. Notfallmanagement: Im Bereich der Urologie gibt es Situationen, die schnell kritisch werden können, wie z.B. ein akuter Harnverhalt oder eine postoperative Blutung. Das Pflegepersonal ist darauf geschult, schnell und effizient auf solche Situationen zu reagieren, indem es geeignete Maßnahmen ergreift oder den zuständigen Arzt alarmiert.

7. Forschung und Entwicklung : Viele Pflegekräfte sind auch in der klinischen Forschung tätig und tragen zur Weiterentwicklung der Praxis, zur Entdeckung neuer Behandlungsmethoden oder zur Verbesserung bestehender Protokolle bei.

8. Ethik und Berufsethos: Das Pflegepersonal in der Urologie, wie auch in anderen Fachbereichen, wird von starken ethischen Prinzipien geleitet, die den Respekt, die Würde und die Autonomie des Patienten in jeder Phase seiner Behandlung garantieren.

Insgesamt ist die urologische Pflegekraft eine zentrale Säule des Gesundheitssystems. Sie vereint technische Kompetenz, menschliches Einfühlungsvermögen und klinisches Fachwissen, um eine optimale Versorgung des urologischen Patienten zu gewährleisten. Seine Präsenz und sein Handeln sind für den Erfolg der Behandlungen und das Wohlbefinden der Patienten von entscheidender Bedeutung.

Kapitel 2 :
GRUNDLAGEN DER ANATOMIE
UND PHYSIOLOGIE

Das Harnsystem : Detaillierte Anatomie

Das Harnsystem, auch als Harntrakt bezeichnet, spielt eine wesentliche Rolle für das homöostatische Gleichgewicht des Körpers. Er ist für die Filtration des Blutes, die Ausscheidung von Stoffwechselabfällen und die Regulierung des Elektrolyt- und Flüssigkeitshaushalts verantwortlich. Lassen Sie uns in die komplexe Welt dieses Systems eintauchen, um seine Anatomie im Detail zu verstehen.

1. Die Nieren :
  - **Lage und Form:** Die Nieren sind zwei bohnenförmige Organe, die sich auf beiden Seiten der Wirbelsäule direkt unterhalb des Brustkorbs befinden. Ihre Farbe ist rötlich-braun.
  - **Äußere Struktur:** Jede Niere ist von einer fibrösen Kapsel umhüllt. Am medialen Rand befindet sich eine konkave Struktur, die als Hilus bezeichnet wird und den Ein- und Ausgang der Blutgefäße, Nerven und des Harnleiters ermöglicht.
  - **Innere Struktur:** Im Inneren ist die Niere in zwei Hauptbereiche unterteilt: den Kortex, den äußeren Teil, und die Medulla, den inneren Teil. Die Medulla besteht aus Nierenpyramiden, deren Spitzen, die Papillen genannt werden, in Richtung des Nierenbeckens weisen.

2. Die Ureteren :
- **Beschreibung:** Dies sind zwei Muskelschläuche, die etwa 25 bis 30 cm lang sind. Sie transportieren den Urin von den Nieren zur Blase durch peristaltische Kontraktionen.
- **Anatomie:** Die Ureteren verlaufen durch die hintere Wand der Blase. Ihr schräger Eintritt in die Blase verhindert den Rückfluss des Urins zu den Nieren, wenn sich die Blase zusammenzieht.

3. Die Blase :
- **Lage:** Die Blase ist ein muskulöses Organ, das sich im Becken direkt hinter dem Schambein befindet.
- **Struktur:** Sie besteht aus mehreren Schichten, von denen die innerste die Urothelschleimhaut ist. Sie kann sich ausdehnen, um den Urin zu speichern, und sich zusammenziehen, um ihn auszuscheiden.
- **Trigonum vesicae:** Dies ist ein dreieckiger Bereich, der sich zwischen den Öffnungen der beiden Harnleiter und der Harnröhre befindet. Es spielt eine entscheidende Rolle für den Harnfluss.

4. Die Harnröhre :
- **Beschreibung:** Dies ist der Kanal, der den Urin von der Blase zur Außenseite des Körpers transportiert.
- **Unterschiede zwischen Männern und Frauen:** Bei Frauen ist die Harnröhre etwa 4 cm lang und öffnet sich direkt vor der Vagina. Bei Männern ist sie mit etwa 20 cm viel länger und transportiert sowohl den Urin als auch das Sperma. Die Harnröhre verläuft durch die Prostata und dann durch den Penis.

5. Nebenorgane :
- **Die Prostata (Männer) :** Sie befindet sich unterhalb der Blase und umgibt die Harnröhre. Sie produziert eine Flüssigkeit, die die Spermien ernährt und schützt.

- **Nebennieren: Obwohl sie** nicht direkt mit der Urinproduktion in Verbindung stehen, spielen diese endokrinen Drüsen oberhalb der Nieren eine Rolle bei der Regulierung des Blutdrucks und der Menge des produzierten Urins.

Hauptfunktionen des Harnsystems :
- **Blutfilterung:** Die Nieren filtern etwa 180 Liter Plasma pro Tag, wobei Abfallstoffe entfernt werden und gleichzeitig wichtige Nährstoffe und Elektrolyte erhalten bleiben.
- **Regulierung des Wasserhaushalts:** Die Nieren passen das Volumen des produzierten Urins an, um den Flüssigkeitshaushalt des Körpers zu erhalten.
- **Regulierung des Elektrolythaushalts:** Sie halten die richtigen Konzentrationen von Ionen wie Natrium, Kalium und Kalzium aufrecht.
- **Regulierung des Blut-pH-Wertes:** Durch die Ausscheidung von Wasserstoffionen und die Speicherung von Bikarbonationen tragen die Nieren zur Regulierung des Blut-pH-Wertes bei.

Das Harnsystem ist eine Reihe von miteinander verbundenen Organen, die zusammenarbeiten, um Abfallstoffe aus dem Körper zu entfernen und gleichzeitig verschiedene wichtige physiologische Funktionen zu regulieren. Das Verständnis seiner Anatomie und Funktion ist für jeden, der im medizinischen Bereich, insbesondere in der Urologie, tätig ist, von entscheidender Bedeutung.

Die Physiologie der Niere und der Harnwege

Die Physiologie der Nieren und der Harnwege ist die Grundlage für die Homöostase des Körpers. Sie sorgt für eine kontinuierliche Filtration des Blutes, beseitigt

Abfallstoffe, reguliert das Volumen und die Zusammensetzung der Körperflüssigkeiten und hält dabei das Säure-Basen-Gleichgewicht aufrecht. Lassen Sie uns einen Blick auf diesen faszinierenden Prozess werfen.

1. Das Nephron: die funktionelle Einheit der Niere

Jede Niere enthält etwa eine Million Nephrone, mikroskopische Strukturen, in denen die Filtration des Blutes stattfindet.

- **Das Nierenkörperchen:** Es besteht aus der Bowman-Kapsel und den Glomeruli. Das Blut tritt über die afferenten Arteriolen in den Glomerulus ein und verlässt ihn über die efferenten Arteriolen. Das glomeruläre Filtrat tritt aus diesen Kapillaren in den Bowmanschen Kapselraum über.
- **Die Nierentubuli:** Nach dem Nierenkörperchen durchläuft das Filtrat den proximalen umgangenen Tubulus, die Henle'sche Schleife (mit ihren absteigenden und aufsteigenden Segmenten), den distalen umgangenen Tubulus und schließlich den Sammeltubulus.

2. Bildung des Urins: Drei wesentliche Schritte

- **Glomeruläre Filtration:** Das unter Druck stehende Blut wird in den Glomeruli gefiltert. Die gefilterte Flüssigkeit, die als glomeruläres Filtrat bezeichnet wird, enthält nützliche gelöste Stoffe und Abfallprodukte.
- **Tubuläre Rückresorption:** In den Nierentubuli werden die meisten nützlichen gelösten Stoffe, wie Glukose, Ionen und Wasser, rückresorbiert und gelangen wieder in den Blutkreislauf.
- **Tubulussekretion:** Bestimmte gelöste Stoffe, wie Wasserstoffionen, Kalium und bestimmte Medikamente, werden aktiv von den peritubulären Kapillaren in die Tubuli sezerniert.

3. Konzentration und Verdünnung des Urins

- **Osmotischer Ausgleich:** Die Henle-Schleife spielt eine entscheidende Rolle bei der Konzentration des Urins. Das absteigende Segment ist für Wasser, aber nicht für gelöste Stoffe durchlässig, während das aufsteigende Segment für Wasser undurchlässig ist.
- **Hormonelle Regulierung:** Die Urinproduktion wird durch Hormone wie Aldosteron, Antidiuretischem Hormon (ADH) und Atrionatriuretischem Hormon (ANP) fein reguliert.

4. Transport und Lagerung von Urin

- **Die Ureteren:** Durch Peristaltik transportieren sie den Urin von den Nieren zur Blase.
- **Die Blase:** Sie ist ein Muskelreservoir, in dem der Urin bis zur Entleerung gespeichert wird. Die Rezeptoren in der Blasenwand senden ein Signal an das Gehirn, wenn die Blase voll ist, was den Harndrang auslöst.
- **Die Harnröhre:** Sie leitet den Urin aus dem Körper. Bei Männern verläuft sie durch die Prostata und ihr Verschlussmechanismus ist für die Vermeidung von Inkontinenz von entscheidender Bedeutung.

5. Regulierung des Säure-Basen- und Elektrolythaushalts

Die Nieren halten das Gleichgewicht der Elektrolyte (Natrium, Kalium, Kalzium, Phosphat) und den Säure-Basen-Haushalt aufrecht. Sie reabsorbieren oder sezernieren je nach Bedarf des Körpers. Wasserstoff wird beispielsweise zur Regulierung des pH-Wertes sezerniert, während Bikarbonat je nach Bedarf reabsorbiert oder sezerniert wird.

Die Physiologie der Nieren und der Harnwege ist ein elegantes und hoch reguliertes System, das kontinuierlich auf die Bedürfnisse des Körpers reagiert. Ihr umfassendes Verständnis ist für jeden, der sich auf Urologie oder Nephrologie spezialisieren möchte, von entscheidender

Bedeutung, da sie die Grundlage für viele medizinische Eingriffe und Behandlungen bildet.

Häufige Anomalien und Dysfunktionen

Das Harnsystem ist zwar robust, aber anfällig für eine Vielzahl von Anomalien und Dysfunktionen. Diese können durch genetische, umweltbedingte, infektiöse Faktoren oder andere Krankheiten verursacht werden. Im Folgenden werden einige der häufigsten Anomalien und Dysfunktionen näher erläutert.

1. Harnwegsinfektionen (HWI) :
   - **Zystitis:** Eine Entzündung der Blase, die in der Regel durch eine bakterielle Infektion verursacht wird. Zu den Symptomen gehören schmerzhaftes Wasserlassen, häufiger Harndrang und manchmal Blut im Urin.
   - **Pyelonephritis:** Eine Niereninfektion, die auftreten kann, wenn Bakterien von den unteren Harnwegen in die Nieren wandern. Sie kann zu Fieber, Rückenschmerzen und Übelkeit führen.

2. Urolithiasis (Nierensteine) :
Feste Massen aus Mineralkristallen, die sich im Inneren der Nieren entwickeln. Sie können starke Schmerzen verursachen, wenn sie sich durch den Harnleiter bewegen.

3. Harninkontinenz :
Ein unfreiwilliger Verlust von Urin. Es gibt verschiedene Arten, darunter Stressinkontinenz, Dranginkontinenz und Überlaufinkontinenz.

4. Gutartige Prostatahyperplasie (BPH) :

Sie tritt bei älteren Männern auf, wenn die Prostata, eine Drüse um die Harnröhre, anfängt, sich zu vergrößern und auf die Harnröhre drückt, was zu Problemen beim Wasserlassen führt.

5. Niereninsuffizienz :

- **Akut:** Ein plötzlicher Verlust der Nierenfunktion, der oft reversibel ist. Er kann durch Traumata, Infektionen oder bestimmte Medikamente verursacht werden.
- **Chronisch:** Ein fortschreitender Verlust der Nierenfunktion über mehrere Monate oder Jahre. Er ist oft mit chronischen Krankheiten wie Diabetes oder Bluthochdruck verbunden.

6. Angeborene Missbildungen :

- **Hufeisenniere:** Ein Zustand, bei dem die beiden Nieren an der Basis miteinander verschmolzen sind.
- **Nierendysplasie:** Wenn sich die Nieren in utero nicht richtig entwickeln.

7. Tumore und Krebserkrankungen :

- **Übergangszellkarzinom:** Der häufigste Krebs der Blase.
- **Nierenzellkarzinom:** Der häufigste Krebs der Niere.

8. Obstruktionen der Harnwege :

Sie können durch Tumore, Nierensteine oder andere abnormale Strukturen verursacht werden, die den normalen Urinfluss behindern.

9. Verengung der Harnröhre (Stenose) :

Eine abnormale Verengung der Harnröhre kann die Blasenentleerung behindern und erfordert häufig einen chirurgischen Eingriff.

10. Polyzystische Nierenerkrankung :

Eine genetische Erkrankung, bei der sich zahlreiche Zysten in den Nieren bilden, die letztendlich zu Nierenversagen führen können.

Diese Anomalien und Dysfunktionen sind nur eine Auswahl der vielen Erkrankungen, die das Harnsystem betreffen können. Für Urologen ist ein umfassendes Wissen über diese Erkrankungen, ihre Symptome, Diagnosen und Behandlungen unerlässlich, um ihren Patienten eine optimale Versorgung zu bieten.

Kapitel 3 :
UROLOGIE-SPEZIFISCHE WERKZEUGE UND AUSRÜSTUNG

Harnwegskatheter :
Arten, Indikationen und Techniken

Die Harnkatheterisierung ist ein gängiges Verfahren in der Urologie, bei dem ein Schlauch, ein sogenannter Katheter, in die Blase eingeführt wird, um den Urin abzuleiten. Dieses Verfahren wird aus verschiedenen medizinischen Gründen durchgeführt. Im Folgenden werden die verschiedenen Arten von Kathetern, ihre Indikationen und die damit verbundenen Techniken erläutert.

1. Arten von Harnkathetern :
   - **Verweilkatheter (Foley-Katheter): Ein** flexibler Katheter aus Latex oder Silikon mit einem Ballon an der Spitze, der den Katheter in der Blase hält, wenn er aufgeblasen wird.
   - **Intermittierender** Katheter: Ein Katheter, der so konzipiert ist, dass er zu bestimmten Zeiten in die Blase eingeführt wird, um den Urin zu entleeren, und dann wieder zurückgezogen wird. Er wird häufig von Menschen mit neurologischen Störungen verwendet.
   - **Suprapubischer Katheter:** Wird operativ durch die Bauchdecke direkt über der Schambeinfuge in die Blase eingeführt.
   - **Selbstretentionskatheter:** Entwickelt für Patienten, die den Katheter in regelmäßigen Abständen selbst einführen und entfernen können.
2. Indikationen für die Katheterisierung des Urins :
   - **Harnverhalt:** Unfähigkeit, die Blase spontan zu entleeren.

- **Chirurgie:** Wenn eine genaue Überwachung des Urinaustritts erforderlich ist.
- **Trauma oder Obstruktion:** Wenn die Harnröhre blockiert oder beschädigt ist.
- **Diagnostische Maßnahmen:** Um eine sterile Urinprobe zu erhalten oder die Blasenkapazität zu messen.
- **Paralyse:** Für Patienten, die ihre Blase nicht kontrollieren oder spüren können.

3. Katheterisierungstechniken :
- **Vorbereitung:** Der Genitalbereich wird mit einer antiseptischen Lösung gereinigt, und es werden sterile Handschuhe verwendet, um das Risiko einer Infektion zu minimieren.
- **Schmierung:** Der Katheter wird geschmiert, um das Einführen zu erleichtern und das Trauma zu minimieren.
- **Einführen bei Männern :** Der Penis wird im rechten Winkel zum Körper gehalten und der Katheter wird vorsichtig in die Harnröhre eingeführt, bis der Urin zu fließen beginnt, und dann noch etwas weiter, um sicherzustellen, dass die Spitze in der Blase sitzt.
- **Einführen bei der Frau :** Die Schamlippen werden gespreizt, um die Harnröhrenöffnung sichtbar zu machen. Der Katheter wird dann vorsichtig eingeführt.
- **Ballon:** Bei Verweilkathetern wird der Ballon, sobald er sich in der Blase befindet, mit einer sterilen Lösung aufgeblasen, um den Katheter an Ort und Stelle zu halten.
- **Entfernung:** Um einen Dauerkatheter zu entfernen, wird zuerst der Ballon entleert und dann der Katheter vorsichtig entfernt.

Es ist wichtig, dass das Gesundheitspersonal in den richtigen Techniken und Praktiken der Harnkatheterisierung geschult wird, um die damit verbundenen Risiken, wie z.B. Harnwegsinfektionen, zu minimieren. Die Kommunikation mit dem Patienten ist ebenfalls von entscheidender Bedeutung, um dessen Komfort und Verständnis während des gesamten Verfahrens zu gewährleisten.

Zystoskope und ihre Anwendungen

Die Zystoskopie ist ein wichtiges Verfahren in der Urologie, bei dem das Innere der Blase und der Harnröhre mit einem Instrument, dem Zystoskop, untersucht wird. Diese wertvollen Instrumente haben dazu beigetragen, die Diagnose und Behandlung verschiedener urologischer Erkrankungen zu verbessern.

1. Cystoskope: Einführung
Ein Zystoskop ist ein dünnes, flexibles oder starres Rohr mit Linsen, das oft mit einer Miniaturkamera an seinem Ende ausgestattet ist. Es ermöglicht dem Arzt eine direkte Sicht auf das Innere der Harnröhre und der Blase.

2. Arten von Zystoskopen :
- **Starres Zystoskop: Wird** hauptsächlich für chirurgische Eingriffe wie die Resektion von Blasentumoren oder die Zertrümmerung von Steinen verwendet.
- **Flexibles Zystoskop: Es ist** für den Patienten bequemer und wird hauptsächlich für diagnostische Untersuchungen verwendet, da es sich entsprechend der Anatomie der Harnwege biegen kann.

3. Anwendungen von Zystoskopen :
- Diagnose :
  - **Hämaturie:** Wenn Blut im Urin vorhanden ist, kann eine Zystoskopie helfen, die Quelle zu identifizieren.

- **Wiederkehrende Infektionen :** Um anatomische Ursachen für häufige Harnwegsinfektionen zu finden.
- **Vermutete Anomalien :** Polypen, Tumore, Steine oder Divertikel der Blase.
- **Postoperative Beurteilung:** Zur Überwachung des Verlaufs nach bestimmten Operationen.

- Therapeutische Interventionen :
  - **Resektion von Tumoren:** Zur Entfernung von Tumoren in der Blase.
  - **Steinbehandlung:** Zur Zertrümmerung oder Entfernung von Blasensteinen.
  - **Erweiterung der Harnröhre:** Bei Stenose oder Verengung der Harnröhre.
  - **Botox in der Blase:** Zur Behandlung von Erkrankungen wie der überaktiven Blase.
  - **Einbringen von Medikamenten :** Einführen von Medikamenten direkt in die Blase, wie bei der Behandlung von oberflächlichem Blasenkrebs.
- Führung :
  - **Einsetzen von Stents :** Zur Erleichterung des Harnflusses zwischen Niere und Blase im Falle einer Obstruktion.
  - **Biopsien :** Entnahme von Gewebe zur histologischen Analyse.

4. Das Verfahren :

Vor der Einführung des Zystoskops wird der Genitalbereich gereinigt und häufig eine Betäubungslösung auf die Harnröhre aufgetragen. Das Zystoskop wird dann sorgfältig in die Harnröhre eingeführt und in die Blase vorgeschoben. Falls erforderlich, wird Wasser oder sterile Kochsalzlösung eingeführt, um die Blase aufzublähen und eine bessere Sicht zu ermöglichen.

5. Nach der Zystoskopie :
Es ist üblich, dass Sie beim Wasserlassen ein leichtes Brennen verspüren oder dass Sie nach dem Eingriff eine kleine Menge Blut im Urin sehen. Wenn diese Symptome jedoch länger anhalten oder von Anzeichen einer Infektion begleitet werden, ist es wichtig, einen Arzt aufzusuchen.

Insgesamt sind Zystoskope unschätzbare Werkzeuge in der Urologie, die diagnostische und therapeutische Fähigkeiten kombinieren und eine präzisere und weniger invasive Behandlung vieler Krankheiten ermöglichen.

Werkzeuge für die urologische Chirurgie

Die urologische Chirurgie hat in den letzten Jahren erhebliche Fortschritte gemacht, was größtenteils auf die technologische Entwicklung der verwendeten Instrumente zurückzuführen ist. Diese Instrumente haben die Verfahren nicht nur präziser, sondern auch weniger invasiv für den Patienten gemacht. Im Folgenden werden einige der am häufigsten verwendeten Instrumente und Geräte in der urologischen Chirurgie vorgestellt.

1. Endoskope :
   - **Zystoskop:** Wie bereits erwähnt, wird es verwendet, um das Innere der Blase zu betrachten.
   - **Ureteroskop:** Zur Untersuchung der Harnröhre und der Ureteren. Es ist in starren und flexiblen Ausführungen erhältlich und wird häufig zur Behandlung von Nierensteinen verwendet.
   - **Renoskop:** Ein Instrument zur Darstellung des Nierenbeckens.
2. Fragmentierungsinstrumente :
   - **Lithotriteuse: Ein** Gerät, das Stoßwellen verwendet, um Steine in kleinere Fragmente zu zerlegen.

33

- **Holmium-Laser: Wird** zur Zertrümmerung von Harnsteinen mit Hilfe präziser Laserenergie eingesetzt.

3. Extraktionsvorrichtungen :
   - **Zange:** Werkzeuge in verschiedenen Größen und Formen, um Berechnungen zu erfassen und zu extrahieren.
   - **Körbe:** Netzförmige Vorrichtungen, die zum Auffangen und Entfernen von Steinfragmenten verwendet werden.

4. Resektionsinstrumente :
   - **Resektoskop:** Ein Instrument, das zur Entfernung von Gewebe verwendet wird, wie bei der Resektion der Prostata oder von Blasentumoren.

5. Instrumente für laparoskopische Eingriffe :
   - **Trokar: Ein** Rohr, das als Eintrittspunkt für laparoskopische Instrumente verwendet wird.
   - **Laparoskopische Kamera:** Liefert eine detaillierte Ansicht des Operationsbereichs.
   - **Scheren, Pinzetten und Koagulationsgeräte:** Speziell für die laparoskopische Chirurgie entwickelt.

6. Chirurgische Robotik :
   - **Da Vinci Surgical System:** Robotiksystem, das ultrapräzise und weniger invasive Eingriffe ermöglicht. Der Chirurg steuert den Roboter aus der Ferne, was den Tremor reduzieren und die Präzision erhöhen kann.

7. Verschiedene Instrumente :
   - **Kerzen:** Werden verwendet, um die Harnröhre zu erweitern.
   - **Nähnadeln und -fäden:** Zum Schließen von Einschnitten oder inneren Nähten.
   - **Sonden und Drainagen:** Zur Ableitung von Flüssigkeiten oder Urin nach einer Operation.

8. Koagulations- und Hämostasegeräte :
   - **Elektrokauter:** Verwendet eine elektrische Ladung, um das Blut zu gerinnen.

- **Laser :** Kann zur Koagulation von kleinen Blutgefäßen verwendet werden.

Es ist wichtig, dass urologische Chirurgen nicht nur im Umgang mit diesen Instrumenten, sondern auch in deren Pflege und Sterilisation geschult werden, um die Sicherheit der Patienten zu gewährleisten. Die Beherrschung dieser Instrumente, insbesondere der neuesten Technologien wie der robotergestützten Chirurgie, kann die Ergebnisse für die Patienten erheblich verbessern und die postoperativen Komplikationen verringern.

Kapitel 4 :
DIE ÜBLICHE KRANKENPFLEGE
IN DER UROLOGIE

Die Behandlung des Patienten
mit Harnverhaltung

Harnverhalt ist eine Erkrankung, die durch die Unfähigkeit einer Person, die Blase vollständig zu entleeren, gekennzeichnet ist. Dies kann akut, plötzlich und schmerzhaft oder chronisch, langfristig und oft schmerzlos sein. Die Rolle des Pflegepersonals bei der Behandlung dieser Patienten ist entscheidend, um eine schnelle Behandlung zu gewährleisten, Schmerzen zu lindern und möglichen Komplikationen vorzubeugen.

1. Erste Bewertung :
   * **Befragung:** Die Pflegekraft erhebt die Krankengeschichte, die damit verbundenen Symptome und die Dauer der Retention.
   * **Körperliche Untersuchung:** Beurteilung der abdominalen Distension und Palpation des Unterbauchs, um eine aufgeblähte Blase festzustellen.
2. Sofortmaßnahmen :
   * **Katheterismus:** Das Einführen eines Katheters zur Ableitung des Urins ist oft der erste Schritt zur Linderung der Beschwerden des Patienten. Die Wahl des Katheters hängt von der zugrunde liegenden Ursache und dem Patienten selbst ab.
   * **Messung des Restvolumens:** Nach der Katheterisierung ist es wichtig, die Menge des ausgeschiedenen Urins zu messen, um den Schweregrad der Retention zu beurteilen.

3. Suche nach der zugrunde liegenden Ursache :

- **Medizinische Untersuchung:** Zusätzliche Untersuchungen wie Ultraschall oder Zystoskopie können erforderlich sein, um die Ursache zu identifizieren.
- **Vorerkrankungen:** Bestimmte Erkrankungen, Medikamente oder frühere Operationen können zu Harnverhalt führen.

4. Behandlung und Nachsorge :

- **Medikamente:** Einige Medikamente können helfen, die Größe der Prostata zu verringern oder die Blasenmuskulatur zu entspannen, wodurch das Wasserlassen erleichtert wird.
- **Selbstkatheterisierung:** In einigen Fällen können die Patienten geschult werden, sich zu Hause selbst zu katheterisieren.
- **Emotionale Unterstützung:** Harnverhalt kann für den Patienten belastend sein. Aufmerksames Zuhören und psychologische Unterstützung sind von entscheidender Bedeutung.
- **Aufklärung der Patienten :** Die Patienten müssen über die Risiken und Anzeichen von Komplikationen wie Infektionen informiert werden und wissen, wann sie ärztliche Hilfe in Anspruch nehmen müssen.

5. Vermeidung von Komplikationen :

- **Hygiene:** Gewährleistung einer aseptischen Technik bei der Katheterisierung, um das Risiko von Infektionen zu verringern.
- **Regelmäßige Überwachung:** Patienten mit dem Risiko einer chronischen Retention sollten regelmäßig überwacht werden, um Komplikationen frühzeitig zu erkennen und zu behandeln.
- **Aufklärung über auslösende Faktoren :** Bestimmte Medikamente oder Gewohnheiten können den Harnverhalt verschlimmern. Das Pflegepersonal sollte die Patienten über diese Faktoren aufklären.

Die Behandlung von Harnverhalt ist ein wesentlicher Aspekt der urologischen Pflege. Die Fähigkeit des Pflegepersonals, schnell einzugreifen, eine kompetente Pflege zu leisten und den Patienten emotional zu unterstützen, kann das Ergebnis für den Patienten erheblich verbessern.

Postoperative Pflege
nach einer urologischen Operation

Urologische Eingriffe sind häufig und wie bei jeder Operation ist die postoperative Pflege für eine optimale Erholung des Patienten und die Vermeidung von Komplikationen von entscheidender Bedeutung. Das Pflegepersonal spielt in dieser Phase der Pflege eine zentrale Rolle.

1. Anfängliche Überwachung :
   - **Vitalzeichen:** Regelmäßige Kontrolle von Blutdruck, Puls, Temperatur und Atemfrequenz, um abnormale Zeichen zu erkennen.
   - **Drainage:** Überwachung der Farbe, der Klarheit und des Volumens des Urins, der über den Katheter oder eine andere Drainage abgeleitet wird.
   - **Schmerzen:** Regelmäßige Beurteilung und Verabreichung von Schmerzmitteln nach Bedarf.
2. Verwaltung von Drainagen und Kathetern :
   - **Pflege: Halten Sie die** Eingliederungsstätte sauber, um Infektionen vorzubeugen.
   - **Entfernung:** Führen Sie die Entfernung des Katheters oder der Drainage gemäß den medizinischen Anweisungen durch, häufig nachdem Sie sich vergewissert haben, dass der Patient in der Lage ist, normal zu urinieren.

3. Mobilisierung :
- **Ermutigung zur Mobilität:** Je nach Verfahren ist es oft von Vorteil, den Patienten zum Gehen oder zur Bewegung zu ermutigen, um venöse Stagnation und pulmonale Komplikationen zu verhindern.
- **Atemübungen:** Sie können dazu beitragen, Lungenkomplikationen nach der Anästhesie zu verhindern.

4. Hydratation und Ernährung :
- **Förderung der Hydration:** Eine gute Hydration kann helfen, Harnwegsinfektionen zu verhindern und die Heilung zu fördern.
- **Wiederaufnahme** der **Ernährung:** Allmähliche Wiedereinführung der Nahrung entsprechend der Toleranz des Patienten.

5. Vermeidung von Infektionen :
- **Aseptische Techniken:** Verwenden Sie geeignete Techniken beim Wechseln von Verbänden oder beim Umgang mit Kathetern.
- **Patientenaufklärung:** Informieren Sie den Patienten über die Anzeichen einer Infektion, auf die er achten sollte, und über die Bedeutung der persönlichen Sauberkeit.

6. Schmerzmanagement :
- **Medikation:** Regelmäßige Verabreichung von Schmerzmitteln nach Bedarf.
- **Nicht-pharmakologische Methoden:** Entspannungstechniken, Massagen oder Wärme-/Kälteanwendungen, je nach Fall.

7. Bildung für die Rückkehr nach Hause :
- **Spezifische Anweisungen:** Stellen Sie klare Richtlinien für die Wundversorgung, Medikamente, körperliche Aktivität und Ernährung zur Verfügung.
- **Warnzeichen:** Den Patienten über die Anzeichen und Symptome aufklären, die einen sofortigen Arztbesuch erfordern, wie z.B. Fieber, übermäßige Blutungen oder starke Schmerzen.

- **Medizinische Nachsorge:** Betonen Sie die Bedeutung der postoperativen Besuche, um eine angemessene Heilung zu gewährleisten.

8. Emotionale Unterstützung :
- **Zuhören:** Eine Operation, selbst eine kleine, kann belastend sein. Bieten Sie einfühlsames Zuhören und emotionale Unterstützung an.
- **Orientierung:** Falls erforderlich, verweisen Sie den Patienten an psychologische Ressourcen oder Selbsthilfegruppen.

Die Zeit nach der Operation ist für das Wohlbefinden des Patienten von entscheidender Bedeutung. Das Fachwissen, die Aufmerksamkeit und die Hingabe des Pflegepersonals sind entscheidend, um eine reibungslose Genesung zu gewährleisten und das Risiko von Komplikationen zu minimieren. Eine umfassende Betreuung umfasst die physischen, emotionalen und pädagogischen Aspekte der Patientenpflege.

Umgang mit Harnwegsinfektionen und deren Komplikationen

Harnwegsinfektionen (UTI) gehören zu den häufigsten Infektionen in der Medizin. Sie können von einer einfachen Zystitis bis zu einer schweren akuten Pyelonephritis reichen, die lebensbedrohlich sein kann. Das Pflegepersonal steht bei der Behandlung an erster Stelle, sowohl bei der Früherkennung und Behandlung als auch bei der Aufklärung des Patienten.

1. Erkennung der Symptome :
- **Klassische Symptome:** Dysurie, häufiger Harndrang, suprapubische Schmerzen, trüber oder übel riechender Urin.

- **Schwere Symptome:** Fieber, Schüttelfrost, Rückenschmerzen, Übelkeit und Erbrechen, was häufig auf eine Nierenschädigung hinweist.

2. Diagnosen und Untersuchungen :
   - **Urinprobe:** Eine Urinkultur ist wichtig, um den Krankheitserreger zu identifizieren und seine Empfindlichkeit gegenüber Antibiotika zu bestimmen.
   - **Bluttests:** Bei Verdacht auf Sepsis oder Pyelonephritis.

3. Medikamentöse Behandlung :
   - **Antibiotika:** Die Auswahl erfolgt auf der Grundlage der Ergebnisse der Urinkultur. Die Einhaltung der vollständigen Behandlung durch den Patienten ist entscheidend für die Vermeidung von Rückfällen.
   - **Analgetika:** Zur Behandlung von Schmerzen und Fieber.

4. Vermeidung von Komplikationen :
   - **Hydratation:** Ermutigen Sie den Patienten, ausreichend zu trinken, um die Ausscheidung von Bakterien zu fördern.
   - **Regelmäßige Entleerung der Blase:** Vermeidung von Harnstau, einem Risikofaktor für Infektionen.
   - **Überwachung:** Erkennung von Anzeichen von Komplikationen, wie Sepsis oder Nierenversagen.

5. Patientenschulung :
   - **Toilettentechniken:** Raten Sie den Frauen, sich von vorne nach hinten zu reinigen, um die Ausbreitung von Bakterien in die Harnröhre zu verhindern.
   - **Bedeutung der vollständigen Entleerung:** Vollständiges und regelmäßiges Wasserlassen.
   - **Hydratation:** Die Wichtigkeit, ausreichend Wasser zu trinken.
   - **Intimverkehr:** Urinieren Sie vor und nach dem Geschlechtsverkehr, um das Risiko von Infektionen zu minimieren.

6. Umgang mit Komplikationen :
- **Rückinfektionen:** Erkennen Sie die Anzeichen eines Rückfalls und die Bedeutung eines erneuten Besuchs beim Arzt.
- **Pyelonephritis:** Eine Infektion, die auf die Nieren übergeht, erfordert oft einen Krankenhausaufenthalt und eine engmaschige Überwachung.
- **Urosepsis:** Eine systemische Reaktion auf eine Infektion, die zu einem septischen Schock führen kann. Schnelles Erkennen und sofortiges Eingreifen sind wichtig.
7. Langfristige Überwachung :
- **Regelmäßige Untersuchungen:** Für Patienten mit wiederkehrenden Infektionen oder anatomischen Anomalien.
- **Selbsthilfe:** Bei bestimmten Hochrisikopatienten sollten Sie lernen, wie Sie zu Hause Urintests durchführen können.
- **Prophylaktische Behandlung:** In einigen Fällen kann eine langfristige, niedrig dosierte Antibiotikabehandlung empfohlen werden.

Die Behandlung von Harnwegsinfektionen ist zwar weit verbreitet, erfordert aber eine sorgfältige Pflege, um schwere Komplikationen zu vermeiden. Das Pflegepersonal spielt eine zentrale Rolle bei der Aufklärung des Patienten, der Überwachung des Krankheitsverlaufs und dem schnellen Eingreifen bei Komplikationen.

Palliativmedizin in der Urologie

Die Palliativmedizin soll die Lebensqualität der Patienten und ihrer Familien angesichts der Folgen einer lebensbedrohlichen Erkrankung verbessern. In der Urologie ist die Palliativmedizin häufig mit fortgeschrittenen malignen Erkrankungen verbunden, insbesondere mit urologischen Krebserkrankungen. Das Pflegepersonal spielt in diesem multidisziplinären Ansatz eine entscheidende Rolle.

1. Verständnis der Krankheit :
   - **Aufklärung:** Informieren Sie den Patienten und seine Familie über den natürlichen Verlauf der Krankheit, die Behandlungsmöglichkeiten und die Ziele der Palliativmedizin.
   - **Offene Diskussion:** Ermutigen Sie zu Fragen und sprechen Sie Bedenken oder Ängste an.
2. Schmerzmanagement :
   - **Beurteilung:** Regelmäßige Feststellung des Schmerzniveaus und der damit verbundenen Symptome.
   - **Behandlung:** Einsatz von Opioiden, Entzündungshemmern und anderen Analgetika in Zusammenarbeit mit dem medizinischen Team.
   - **Nicht-pharmakologische Methoden:** Entspannungstechniken, Massagen, ergänzende Therapien.
3. Begleitsymptome :
   - **Harnwegsprobleme:** Inkontinenz, Harnverhalt, Hämaturie.
   - **Gastrointestinale Symptome:** Übelkeit, Verstopfung, Anorexie.
   - **Psychologische Symptome:** Angst, Depression, Verwirrung.
4. Psychologische und emotionale Unterstützung :
   - **Aktives Zuhören:** Bieten Sie Raum, um Ängste, Bedauern und Hoffnungen zu äußern.
   - **Orientierung:** Überweisung an Psychologen, Sozialarbeiter oder Selbsthilfegruppen, falls erforderlich.
5. Fortgeschrittene Pflegeplanung :
   - **Medizinische Vorausentscheidungen :** Besprechung der Wünsche des Patienten in Bezug

auf medizinische Eingriffe, Wiederbelebung und Beatmung.
- Patientenverfügung: Ermutigung des Patienten, seine Wünsche bezüglich der Versorgung am Lebensende mitzuteilen.

6. Unterstützung der Familie :
- **Aufklärung:** Informieren Sie über den Krankheitsprozess und was zu erwarten ist.
- **Emotionale Unterstützung:** Bieten Sie den Angehörigen einen Raum, in dem sie zuhören und sich austauschen können.
- **Praktische Hilfe: Verweis auf** Ressourcen für häusliche Pflege, finanzielle und logistische Unterstützung.

7. Ende des Lebens :
- Pflege zu Hause oder im Hospiz: Gemäß den Wünschen des Patienten.
- **Begleitung :** Eine tröstende Präsenz sicherstellen, zuhören und auf die Bedürfnisse des Patienten eingehen.
- **Trauer:** Unterstützung der Familie nach einem Todesfall und Vermittlung von Ressourcen zur Unterstützung der Trauer.

Die Palliativpflege in der Urologie konzentriert sich nicht nur auf das Lebensende, sondern auf die Lebensqualität. Das Pflegepersonal ist mit seinem Fachwissen und seinem Mitgefühl eine wesentliche Säule in diesem auf den Patienten und seine Familie ausgerichteten Ansatz und bietet Unterstützung, Komfort und Würde in oft schwierigen Zeiten.

Kapitel 5 :
DIE CHIRURGIE IN DER UROLOGIE

Arten häufiger chirurgischer Eingriffe

Die Urologie deckt ein breites Spektrum an Eingriffen ab, von minimalen endoskopischen Verfahren bis hin zu komplexen offenen Operationen. Jeder Eingriff ist auf die spezifische Pathologie des Patienten zugeschnitten. Im Folgenden finden Sie einen Überblick über die gängigen Arten von Operationen in der Urologie.

1. Urologische Endoskopie :
   - **Zystoskopie: Eine** visuelle Untersuchung der Blase mit einem Zystoskop zur Diagnose, Überwachung und Behandlung von Blasenerkrankungen.
   - **Ureteroskopie: Eine** visuelle Untersuchung der Harnleiter und der Nieren, häufig zur Entfernung von Steinen.
2. Operationen bei Harnsteinen :
   - **Extrakorporale Stoßwellenlithotripsie (ESWL):** Eine nichtinvasive Methode zur Zertrümmerung von Steinen mit Hilfe von Stoßwellen.
   - **Perkutane Nephrolithotomie (NLP):** Verfahren zur Entfernung großer Steine aus der Niere durch Einführen eines Nephroskops durch einen kleinen Einschnitt im Rücken.
3. Eingriffe an der Prostata :
   - **Transurethrale Resektion der Prostata (TURP):** Endoskopischer Eingriff zur Entfernung eines Teils der vergrößerten Prostata.
   - **Radikale Prostatektomie: Die** vollständige Entfernung der Prostata zur Behandlung von Prostatakrebs.

4. Nierenoperationen :

- **Nephrektomie:** Vollständige oder teilweise Entfernung der Niere, häufig bei Nierentumoren.
- **Pyeloplastik:** Reparatur des Nierenbeckens zur Behebung einer Harnleiterobstruktion.

5. Operationen an der Blase :

- **Zystektomie:** Entfernung der gesamten Blase oder eines Teils der Blase, in der Regel zur Behandlung von Blasenkrebs.
- **Enterozystoplastik:** Vergrößerung der Blase unter Verwendung eines Darmsegments.

6. Chirurgische Eingriffe am männlichen Fortpflanzungssystem :

- **Vasektomie:** Verfahren zur Sterilisation von Männern.
- **Varikoelektomie:** Eine Operation zur Korrektur einer Varikozele (Erweiterung der Venen im Hodensack).

7. Wiederherstellungsoperationen :

- **Ureterostomie:** Schaffung einer künstlichen Öffnung zur Ableitung des Urins.
- **Nephrostomie:** Direkte Drainage der Niere durch die Haut.
- **Schaffung einer Neoblase:** Aufbau einer neuen Blase aus einem Darmsegment nach einer Zystektomie.

8. Pädiatrische Chirurgie :

- **Hypospadie-Reparatur:** Korrektur einer falsch positionierten Harnröhrenöffnung am Penis.
- **Orchiopexie:** Chirurgischer Abstieg eines nicht abgestiegenen Hodens.

Jeder urologische Eingriff erfordert eine spezifische Vorbereitung, eine geeignete chirurgische Technik und eine angemessene postoperative Überwachung, um das bestmögliche Ergebnis für den Patienten zu gewährleisten. Das Pflegepersonal spielt in diesen verschiedenen Phasen eine wesentliche Rolle und sorgt für die Sicherheit, den

Komfort und die Aufklärung des Patienten während des gesamten Prozesses.

Die Rolle der Krankenschwester bei perioperativen Eingriffen

Die perioperative Pflegekraft spielt vor, während und nach der Operation eine entscheidende Rolle. Seine Anwesenheit und sein Eingreifen sind für die Sicherheit, den Komfort und die Wirksamkeit der chirurgischen Behandlung des Patienten von entscheidender Bedeutung. Im Folgenden werden die einzelnen Schritte erläutert.

1. Präoperative Phase :
- **Anfangsbeurteilung:** Die Pflegekraft beurteilt den allgemeinen Zustand des Patienten, seine Krankengeschichte, seine chirurgische Vorgeschichte und seine aktuellen Medikamente, um mögliche Risiken oder Komplikationen vorherzusehen.
- **Aufklärung des Patienten :** Das Pflegepersonal informiert den Patienten über das Verfahren, seine Vorteile, seine Risiken, den Ablauf des Eingriffs und die Zeit nach der Operation.
- **Physische Vorbereitung:** Dies kann die Rasur des Operationsgebiets, das Anlegen eines peripheren venösen Zugangs und die Überprüfung der Vitalparameter umfassen.
- **Emotionale Vorbereitung:** Die Pflegekraft bietet psychologische Unterstützung, beruhigt den Patienten und beantwortet seine Fragen, um seine Angst zu verringern.
- **Administrative Überprüfungen: Stellen Sie** sicher, dass alle notwendigen Dokumente, wie z.B. die Einverständniserklärung, unterschrieben sind.

2. Intraoperative Phase (im Operationssaal) :

- **Transfer des Patienten :** Sicherstellung eines sicheren Übergangs des Patienten in den Operationssaal.
- **Direkte Unterstützung während der Operation:** Einige Pflegekräfte, wie z. B. OP-Pflegekräfte, unterstützen den Chirurgen direkt, indem sie die erforderlichen chirurgischen Instrumente bereitstellen.
- **Überwachung:** Die Pflegekraft überwacht kontinuierlich die Vitalzeichen des Patienten, seine Reaktionen und seinen Zustand während des Eingriffs.
- **Dokumentation:** Führen Sie die Krankenakten, dokumentieren Sie Ereignisse, verabreichte Medikamente und Beobachtungen.

3. Postoperative Phase :

- **Erstbeurteilung:** Nach Verlassen des Operationssaals beurteilt das Pflegepersonal sofort die Vitalzeichen, Schmerzen, das Vorhandensein von Blutungen oder anderen Komplikationen.
- **Schmerzbehandlung:** Verabreichung von Schmerzmitteln nach Vorschrift und regelmäßige Bewertung ihrer Wirksamkeit.
- **Emotionale Unterstützung:** Den Patienten weiterhin beruhigen, seine Fragen beantworten und seine Familie unterstützen.
- **Pflege der Wunden :** Regelmäßige Überprüfung der Operationswunde, ggf. Reinigung und Verbandswechsel.
- **Aufklärung für die Rückkehr nach Hause:** Informieren Sie den Patienten und seine Familie über die häusliche Pflege, die Anzeichen von Komplikationen, auf die zu achten ist, und die notwendigen medizinischen Folgemaßnahmen.

- **Entlassungsvorbereitung:** Sicherstellen, dass der Patient stabil ist, dass er alle Medikamente und Anweisungen für die Heimreise erhalten hat.

Während des gesamten chirurgischen Verlaufs des Patienten stellt die perioperative Pflegekraft sicher, dass die Pflege gemäß den besten Praktiken und professionellen Standards erfolgt. Sie ist das zentrale Bindeglied zwischen dem Patienten, dem Chirurgen und den anderen Mitgliedern des Gesundheitsteams und gewährleistet eine umfassende und integrierte Versorgung des Patienten.

Mögliche Komplikationen und ihre Behandlung

Wie bei allen chirurgischen Eingriffen kann es auch in der Urologie zu Komplikationen kommen. Obwohl diese Komplikationen nicht systematisch auftreten, sind ihre schnelle Erkennung und eine angemessene Behandlung für das Wohlergehen des Patienten von entscheidender Bedeutung.

1. Blutungen :
- **Erkennung:** Aktive Blutung, Hämatom, niedriger Blutdruck, Tachykardie.
- **Behandlung:** Blutstillung (Kompression, Nähte, Elektrokoagulation), Bluttransfusion, wenn nötig, strenge Überwachung der Vitalparameter.
2. Infektion :
- **Erkennung:** Fieber, Schmerzen beim Wasserlassen, trüber oder übel riechender Urin, Schmerzen im Bereich der Operationswunde.
- **Behandlung:** Antibiotikatherapie, Urinkulturen, lokale Wundversorgung, eventuell Drainage von Abszessen.

3. Verletzungen der angrenzenden Strukturen :

  - **Erkennung:** Schmerzen, Blut im Urin oder im Stuhl, Verdauungssymptome.
  - **Behandlung:** Chirurgische Neubewertung, konservative Behandlung oder chirurgische Reparatur je nach Fall.

4. Harnwegsverstopfung :

  - **Erkennung:** Unfähigkeit zu urinieren, Becken- oder Bauchschmerzen, aufgeblähter Bauch.
  - **Behandlung:** Blasensonde, um die Blase zu entleeren, anschließende Beurteilung, um die Ursache der Obstruktion zu bestimmen.

5. Postoperative Steinbildung :

  - **Erkennung:** Schmerzen, Hämaturie, Nierenkolik.
  - **Behandlung:** Analgesie, Hydratation, Beurteilung durch bildgebende Verfahren, eventuell erneute Operation zur Entfernung der Steine.

6. Tiefe Venenthrombose :

  - **Erkennung:** Schmerzen, Schwellung oder Rötung eines Beines, manchmal Kurzatmigkeit (bei begleitender Lungenembolie).
  - **Behandlung:** Antikoagulantien, elastische Kompression, Beurteilung durch Doppler-Ultraschall.

7. Anästhesiologische Komplikationen :

  - **Erkennung:** Allergische Reaktionen, Atembeschwerden, Herzkomplikationen.
  - **Behandlung:** Spezifische Behandlung je nach Komplikation, oft auf der Intensivstation.

8. Probleme mit der Wundheilung :

  - **Erkennung:** Verzögerte Wundheilung, Trennung der Wundränder, Infektion.
  - **Behandlung:** Lokale Pflege, eventuell Antibiotika, manchmal erneute Intervention für einen sekundären Verschluss.

9. Erektile Dysfunktion oder Kontinenzstörungen (nach bestimmten Prostata- oder Blasenoperationen) :

- **Erkennung:** Schwierigkeiten, eine Erektion zu bekommen oder aufrechtzuerhalten, Blasenentleerung.
- **Behandlung:** Medikamente, perineale Rehabilitation, mechanische Hilfsmittel, psychologische Beurteilung.

10. Komplikationen im Zusammenhang mit den Geräten (Sonden, Stents) :

- **Erkennung:** Schmerzen, Anzeichen einer Infektion, Migration der Vorrichtung, Obstruktion.
- **Behandlung:** Entfernung oder Austausch des Geräts, symptomatische Behandlung.

Der Schlüssel zu einem effektiven Management von Komplikationen liegt in der Prävention, der Früherkennung und der schnellen Intervention. Das Pflegepersonal spielt eine grundlegende Rolle bei der Überwachung der Patienten und der Erkennung von Warnsignalen für Komplikationen. Eine effektive Kommunikation zwischen der Pflegekraft, dem Patienten und dem medizinischen Team ist für eine optimale Behandlung von entscheidender Bedeutung.

Perineale Rehabilitation nach der Intervention

Die perineale Rehabilitation, oft auch als Beckenbodentraining bezeichnet, ist eine Reihe von Techniken zur Stärkung der Muskeln des Damms. Nach einem urologischen chirurgischen Eingriff, insbesondere nach einer Prostatektomie oder einer Inkontinenzoperation, kann sie notwendig sein, um dem Patienten zu helfen, eine normale Harnfunktion wiederzuerlangen und möglichen Komplikationen vorzubeugen.

1. Warum ist Perinealtraining wichtig?
   - **Wiedererlangung der Kontinenz:** Nach bestimmten Eingriffen kann Harninkontinenz eine Komplikation sein. Die Rehabilitation zielt darauf ab, die Rückkehr zur Kontinenz zu beschleunigen.
   - **Vorbeugung von Prolaps:** Die Stärkung der Perinealmuskulatur kann helfen, ein Absinken der Beckenorgane zu verhindern.
   - **Verbesserung der Sexualfunktion:** Ein gestärkter Beckenboden kann auch eine Rolle bei der erektilen Funktion spielen.
2. Techniken der perinealen Rehabilitation :
   - **Kegel-Übungen:** Hierbei werden die Muskeln des Perineums angespannt und entspannt, wodurch sie gestärkt werden.
   - **Biofeedback: Hierbei** handelt es sich um eine Methode, bei der Sensoren verwendet werden, um den Patienten in Echtzeit über die Aktivität seiner Perinealmuskeln zu informieren und ihm so zu helfen, diese besser anzuspannen.
   - **Elektrostimulation:** Kleine elektrische Impulse werden verwendet, um die Muskeln des Perineums zu stimulieren und zu stärken.
   - **Manuelle Therapie:** Sie besteht aus Massagen oder Druck durch einen Physiotherapeuten, um die Flexibilität und Funktion des Perineums zu verbessern.
3. Ablauf der Rehabilitation :
   - **Anfangsbeurteilung:** Vor Beginn der Behandlung wird eine Beurteilung der Stärke und Funktion des Beckenbodens vorgenommen, die häufig von einem spezialisierten Physiotherapeuten oder Urologen durchgeführt wird.
   - **Individuelles Programm: Auf der** Grundlage der Bedürfnisse des Patienten wird ein Übungsprogramm erstellt.

- Regelmäßige **Überwachung:** Regelmäßige, oft wöchentliche Sitzungen werden organisiert, um den Fortschritt zu überwachen und das Programm gegebenenfalls anzupassen.

4. Ratschläge für den Patienten :

- **Regelmäßigkeit:** Der Schlüssel zum Erfolg ist die Regelmäßigkeit. Es wird oft empfohlen, die Übungen mehrmals täglich durchzuführen.

- **Vermeiden Sie Anstrengungen:** Während der Rehabilitation sollten Sie das Tragen schwerer Lasten oder Sportarten mit Auswirkungen vermeiden.

- **Auf den eigenen Körper hören:** Wenn Sie Schmerzen oder Beschwerden haben, ist es wichtig, dass Sie mit Ihrem Physiotherapeuten oder Arzt darüber sprechen.

5. Dauer der Rehabilitation :

Die Dauer der perinealen Rehabilitation hängt von jedem Patienten, der Art des chirurgischen Eingriffs und der Geschwindigkeit der Genesung ab. Sie kann von einigen Wochen bis zu mehreren Monaten dauern.

Die perineale Rehabilitation nach einem urologischen Eingriff ist ein Schlüsselelement der postoperativen Behandlung. Sie soll dem Patienten helfen, eine optimale Lebensqualität zu erreichen und zukünftige Komplikationen zu vermeiden. Das Pflegepersonal spielt eine wichtige Rolle bei der Aufklärung des Patienten, indem es ihn während des gesamten Rehabilitationsprozesses anleitet und ermutigt.

Kapitel 6 :
MEDIZINISCHE BEHANDLUNGEN
UND PHARMAKOLOGISCHE
IN DER UROLOGIE

Medikamente die häufig in der Urologie verwendet werden

Die Urologie als medizinisches Fachgebiet verwendet eine Vielzahl von Medikamenten, um urologische Erkrankungen zu behandeln, zu behandeln oder zu verhindern. Diese Medikamente variieren je nach der zu behandelnden Erkrankung. Hier ist ein Überblick über die am häufigsten verwendeten Medikamente in der Urologie:

1. Antibiotika :
   * **Ziel:** Behandlung und Vorbeugung von Harnwegsinfektionen.
   * **Beispiele:** Trimethoprim/Sulfamethoxazol (Bactrim), Nitrofurantoin (Macrodantin), Ciprofloxacin, Amoxicillin.
2. Alpha-Blocker :
   * **Ziel:** Behandlung der benignen Prostatahypertrophie (BPH) durch Entspannung der Muskeln des Blasenhalses und der Prostata.
   * **Beispiele:** Tamsulosin (Flomax), Alfuzosin (Uroxatral), Terazosin (Hytrin).
3. Inhibitoren der 5-Alpha-Reduktase :
   * **Ziel:** Reduzierung der Größe der Prostata bei BPH.
   * **Beispiele:** Finasterid (Proscar), Dutasterid (Avodart).

4. Krampflösende Mittel :
- **Zweck:** Linderung von Blasenkrämpfen.
- **Beispiele:** Oxybutynin (Ditropan), Tolterodin (Detrol).

5. Medikamente gegen erektile Dysfunktion :
- **Ziel:** Erleichterung der Erektion.
- **Beispiele:** Sildenafil (Viagra), Tadalafil (Cialis), Vardenafil (Levitra).

6. Alkalisierende und säurebildende Mittel für den Urin :
- **Ziel:** Änderung des pH-Werts des Urins zur Behandlung und Vorbeugung bestimmter Arten von Nierensteinen.
- **Beispiele:** Kaliumcitrat, Acetazolamid.

7. Kalziumchelatbildner :
- **Zweck:** Verhinderung der Bildung von Kalzium-Nierensteinen.
- **Beispiele:** Thiazide, Orthophosphat.

8. Analgetika für den Harntrakt :
- **Ziel:** Linderung der Schmerzen und des Komforts im Zusammenhang mit einer Harnwegsinfektion.
- **Beispiele:** Phenazopyridin (Pyridium).

9. Immunmodulierende Mittel :
- **Zweck:** Behandlung bestimmter Blasentumore.
- **Beispiele:** BCG (Bacille de Calmette et Guérin).

10. Medikamente gegen Stressharninkontinenz :
- **Ziel:** Stärkung des Tonus des Harnröhrenschließmuskels.
- **Beispiele:** Duloxetin (Yentreve).

11. Hormontherapie :
- **Zweck:** Behandlung von fortgeschrittenem Prostatakrebs.
- **Beispiele:** Leuprolid (Lupron), Gosereline (Zoladex).

Es ist von entscheidender Bedeutung, dass urologisches Pflegepersonal über gute Kenntnisse der häufig verwendeten Medikamente, ihrer möglichen Nebenwirkungen und Wechselwirkungen verfügt. Darüber hinaus müssen sie in der Lage sein, die Patienten über den angemessenen Gebrauch und die Überwachung dieser Medikamente zu informieren und aufzuklären.

Schmerzbehandlung

Schmerzen sind ein häufig auftretendes Symptom in der Urologie, unabhängig davon, ob sie mit einer medizinischen Erkrankung, einem chirurgischen Eingriff oder einem invasiven Verfahren verbunden sind. Eine effektive Schmerzbehandlung ist für das Wohlbefinden des Patienten, die Qualität der Behandlung und die Beschleunigung des Heilungsprozesses von entscheidender Bedeutung.

1. Bewertung von Schmerzen :
   - **Charakterisierung:** Intensität, Art (dumpfer, stechender, stechender Schmerz), Dauer und Lokalisation sind von wesentlicher Bedeutung für die Bestimmung.
   - **Bewertungsskalen:** Häufig werden Instrumente wie die visuelle Analogskala (VAS) oder die numerische Skala verwendet.
   - **Auslösende und lindernde Faktoren : Die** Identifizierung der Faktoren, die den Schmerz verstärken oder lindern, kann bei der Bewältigung helfen.
2. Schmerzstillende Medikamente :
   - **Nicht-opioide Analgetika:** Paracetamol (Acetaminophen), nicht-steroidale entzündungshemmende Mittel (NSAIDs) wie Ibuprofen.
   - **Opioid-Analgetika:** Morphin, Tramadol, Oxycodon. Diese Medikamente werden häufig nach größeren chirurgischen Eingriffen verschrieben.

- **Co-Analgetika:** Medikamente, die die Wirkung von Analgetika verstärken können, wie z.B. bestimmte Antikonvulsiva oder Antidepressiva.

3. Nicht-medikamentöse Ansätze :

- **Wärmetherapie:** Die Anwendung von Wärme oder Kälte kann bestimmte Arten von Schmerzen lindern.
- **Entspannungstechniken:** Tiefe Atmung, Meditation oder Visualisierung können bei der Bewältigung von Schmerzen helfen.
- **Manuelle Therapien:** Massagen, Physiotherapie oder Osteopathie.
- **Transkutane elektrische Stimulation (TENS):** Verwendet kleine elektrische Ströme zur Schmerzlinderung.

4. Postoperative Behandlung :

- **Analgesia-Controlled-Epidural (ACE):** Eine Technik, die es dem Patienten ermöglicht, sich selbst epidural Analgetika zu verabreichen.
- **Nervenblockade:** Lokale Anästhesie zur Blockierung von Schmerzen in einem bestimmten Bereich.
- **Multimodales Schmerzmanagement:** Kombination verschiedener Ansätze zur Maximierung der Linderung.

5. Chronische Schmerzen in der Urologie :

- **Interstitielle Zystitis:** Eine schmerzhafte Erkrankung der Blase, deren Behandlung oft einen multidisziplinären Ansatz erfordert.
- **Schmerzen nach der Operation:** Einige Schmerzen können auch nach der anfänglichen Heilung fortbestehen.

6. Patientenschulung :

- **Informationen über Schmerzen:** Dem Patienten helfen, die Ursache seiner Schmerzen zu verstehen.
- **Behandlungsplan:** Besprechen Sie die Behandlungsmöglichkeiten und erstellen Sie einen Plan.

- **Erkennen von Nebenwirkungen:** Einige Medikamente können Nebenwirkungen haben, die der Patient kennen sollte.

7. Überwachung und Kontrolle :

- **Regelmäßige Beurteilung:** Der Schmerz muss regelmäßig neu beurteilt werden, um sicherzustellen, dass die Behandlung wirksam ist.
- **Anpassung der Behandlung:** Abhängig von der Entwicklung der Schmerzen und der Reaktion auf die Behandlung.

Die Schmerzbehandlung in der Urologie erfordert einen ganzheitlichen Ansatz, der medikamentöse und nichtmedikamentöse Strategien kombiniert. Das Pflegepersonal spielt eine zentrale Rolle, nicht nur bei der Verabreichung von Medikamenten und Therapien, sondern auch bei der Aufklärung, Unterstützung und Überwachung des Patienten.

Behandlungen der erektilen Dysfunktion

Die erektile Dysfunktion (ED) ist definiert als die anhaltende oder wiederkehrende Unfähigkeit, eine Erektion zu erreichen oder aufrechtzuerhalten, die für eine befriedigende sexuelle Aktivität ausreicht. Ihre Behandlung erfordert einen multidimensionalen Ansatz, der die zugrunde liegenden Ursachen berücksichtigt, seien sie physiologisch, psychologisch oder beides.

1. Bewertung und Diagnose :

Krankengeschichte und Sexualleben: Eine umfassende Bewertung der Krankengeschichte, der aktuellen Medikamente und des Lebensstils ist entscheidend, um mögliche Ursachen zu identifizieren.

- **Physiologische Tests:** Bluttests zur Bewertung des Hormonspiegels, des Blutzuckers, des Cholesterins und anderer Indikatoren. Andere Tests wie der Penisdoppler können ebenfalls verwendet werden.
- **Psychologische Beurteilung:** Feststellung, ob Faktoren wie Stress, Angst oder Depression eine Rolle spielen.

2. Medikamentöse Behandlungen :
- **Hemmer der Phosphodiesterase Typ 5 (PDE5):** Dies sind die am häufigsten verschriebenen Behandlungen. Beispiele: Sildenafil (Viagra), Tadalafil (Cialis), Vardenafil (Levitra) und Avanafil (Stendra).
- **Hormonelle Behandlungen:** Wenn die ED durch ein hormonelles Ungleichgewicht verursacht wird, wie z.B. eine niedrige Testosteronproduktion, kann eine Ersatztherapie in Betracht gezogen werden.

3. Vorrichtungen und Verfahren :
- **Vakuumpumpen (Penispumpen) :** Ein Gerät, das den Blutfluss zum Penis fördert, indem es ein Vakuum erzeugt.
- **Penisprothesen:** Chirurgische Implantate, die aufblasbar oder halbsteif sein können.
- **Penisinjektionen:** Medikamente, die direkt in den Penis injiziert werden, wie z. B. Alprostadil.

4. Nicht-invasive Therapien :
- **Stoßwellentherapie:** Schallwellen mit niedriger Intensität werden verwendet, um die Bildung neuer Blutgefäße zu fördern.
- **Psychologische Therapien:** Sexualtherapie oder Beratung kann von Vorteil sein, insbesondere wenn psychologische Faktoren zur ED beitragen.

5. Alternative Behandlungen :
- **Akupunktur:** Obwohl die Studien gemischt waren, fanden einige Männer einen Nutzen in diesem traditionellen chinesischen Ansatz.
- **Pflanzliche Ergänzungen :** Mittel wie Roter Ginseng und Yohimbe wurden erforscht, aber ihre Wirksamkeit

und Sicherheit müssen noch weiter untersucht werden.

6. Änderungen des Lebensstils :

Verbesserung der Ernährung: Eine ausgewogene Ernährung fördert die Durchblutung und die Gesundheit des Herzens.

Regelmäßiges Training: Fördert den Kreislauf, das Selbstvertrauen und reduziert Stress.

Vermeiden Sie Tabak und Alkohol: Diese Substanzen können die ED verschlimmern.

Stress abbauen: Entspannungstechniken, Meditation oder Yoga können helfen.

7. Bildung und Kommunikation :

Unterstützung und Beratung: Patienten und ihre Partner können von Informationsveranstaltungen über ED, ihre Ursachen und Behandlungen profitieren.

Aufrechterhaltung einer offenen Kommunikation: Die Partner sollten über ihre Gefühle und Bedenken sprechen, um in dieser Situation gemeinsam zu navigieren.

Die erektile Dysfunktion ist eine Erkrankung, die das Selbstwertgefühl, die Lebensqualität und die Beziehungen stark beeinträchtigen kann. Ein individueller Behandlungsansatz, der auf den zugrunde liegenden Ursachen und den Präferenzen des Patienten basiert, ist für die Erzielung der bestmöglichen Ergebnisse von entscheidender Bedeutung.

Chemotherapie und Strahlentherapie in der Urologie

In der Urologie sind Chemotherapie und Strahlentherapie wichtige Behandlungsmethoden bei der Behandlung verschiedener Krebserkrankungen, insbesondere der Blase, der Nieren, der Prostata und der Hoden. Das

Verständnis dieser Behandlungen und ihrer Rolle bei der Behandlung von urologischen Erkrankungen ist für Krankenschwestern und Krankenpfleger, die auf Urologie spezialisiert sind, von entscheidender Bedeutung.

1. Die Chemotherapie :

Definition: Chemotherapie bezieht sich auf die Verwendung von Medikamenten, um Krebszellen abzutöten oder ihr Wachstum zu hemmen.

Anwendung in der Urologie :

Blasenkrebs: Als intravesikale Instillation oder als systemische Verabreichung.

Hodenkrebs: Insbesondere bei nicht-seminomatösen Tumoren.

Nierenkrebs: In fortgeschrittenen oder metastatischen Situationen.

Häufige Nebenwirkungen: Übelkeit, Müdigkeit, Haarausfall, Myelosuppression (Verminderung der Blutzellen).

Rolle der Krankenschwester: Überwachung von Nebenwirkungen, Verabreichung der Behandlung, Aufklärung und Unterstützung des Patienten.

2. Die Strahlentherapie :

Definition: Die Strahlentherapie verwendet ionisierende Strahlung, um Krebszellen abzutöten oder zu verkleinern.

Anwendung in der Urologie :

Prostatakrebs: Externe Strahlentherapie oder Brachytherapie (radioaktive Implantate) werden häufig eingesetzt.

Blasenkrebs: Wird entweder als Zusatzbehandlung nach einer Operation oder als Hauptbehandlung bei Patienten, die für eine Operation nicht in Frage kommen, eingesetzt.

Häufige Nebenwirkungen: Müdigkeit, Hautreaktionen (ähnlich wie Sonnenbrand), gastrointestinale Symptome, Blasenreizung.

Rolle der Krankenschwester: Überwachung von Hautreaktionen, Management von Nebenwirkungen, Aufklärung des Patienten über Hautpflege und Nachbehandlung.

3. Kombinationsbehandlungen :

Bei einigen Patienten kann eine Kombination aus Chemotherapie und Strahlentherapie erforderlich sein, entweder gleichzeitig oder nacheinander. Diese Entscheidung hängt von der Art, der Lokalisation und dem Stadium des Krebses ab.

4. Spezifische Krankenpflege :

Vorbereitung der Patienten : Bereitstellung von Informationen darüber, was zu erwarten ist, welche Nebenwirkungen auftreten können und wie man mit ihnen umgeht.

Nachsorge: Konsultationen nach der Behandlung sind wichtig, um die Reaktion auf die Behandlung zu überwachen, Nebenwirkungen zu behandeln und auf die Bedenken der Patienten einzugehen.

Emotionale Unterstützung: Die Krebsdiagnose und die Behandlung können erhebliche psychologische Auswirkungen haben. Die Pflegekraft muss zuhören, Unterstützung bieten und gegebenenfalls an Spezialisten verweisen.

Aufklärung: Unterrichtung der Patienten über die Bedeutung der Therapietreue, die Früherkennung von Nebenwirkungen und wann Hilfe in Anspruch zu nehmen ist.

Chemotherapie und Strahlentherapie sind die Grundpfeiler der onkologischen Behandlung in der Urologie. Das Pflegepersonal spielt eine zentrale Rolle im Patientenmanagement, indem es nicht nur die sichere und wirksame Verabreichung der Behandlungen gewährleistet, sondern auch den Patienten während des gesamten Behandlungsverlaufs unschätzbare Unterstützung bietet.

Kapitel 7 :
DIE HERAUSFORDERUNGEN EMOTIONAL UND PSYCHOLOGISCH

Die Reaktionen der Patienten verstehen

Bei urologischen Diagnosen und Behandlungen, insbesondere bei Krebs, können die Patienten ein breites Spektrum an Emotionen und Reaktionen erleben. Für das Pflegepersonal, insbesondere die Krankenschwestern, ist es unerlässlich, diese Reaktionen zu verstehen, um eine ganzheitliche Pflege anbieten zu können.

1. Schock und Unglaube :
   Schwere oder unerwartete Diagnosen können zu einer anfänglichen Schockphase führen. Der Patient kann Schwierigkeiten haben, die Informationen oder die Realität der Situation zu verarbeiten.
   Pflegeintervention: Für eine ruhige Umgebung sorgen, dem Patienten Zeit geben, Fragen zu stellen, unverstandene Informationen klären.
2. Angst und Furcht :
   Die Angst vor dem Unbekannten, vor invasiven Behandlungen, vor Nebenwirkungen und vor der Prognose kann den Patienten überwältigen.
   Pflegeintervention: Aktiv zuhören, den Patienten beruhigen, detaillierte Informationen darüber geben, was zu erwarten ist, Entspannungs- oder Meditationstechniken empfehlen.
3. Wut und Frustration :
   Patienten können sich über ihre Situation ärgern und sich fragen: "Warum ich?".
   Pflegeintervention: Die Gefühle des Patienten ohne Urteil bestätigen, Raum für Ausdruck bieten und,

wenn nötig, an einen Psychologen oder Therapeuten verweisen.

4. Traurigkeit und Depression :

Angesichts einer Diagnose oder gesundheitlicher Herausforderungen kann der Patient eine tiefe Traurigkeit oder sogar eine klinische Depression empfinden.

Pflegeintervention: Unterstützung des Patienten bei der Äußerung seiner Gefühle, Erkennung von Anzeichen einer klinischen Depression und ggf. Empfehlung einer psychiatrischen Beratung.

5. Annahme :

Mit der Zeit durchlaufen die meisten Patienten eine Phase der Akzeptanz, in der sie ihren Zustand oder ihre Diagnose in ihr Leben integrieren.

Pflegeintervention: Weiterhin Informationen bereitstellen, die Entscheidungen des Patienten über die Behandlung unterstützen, die Autonomie fördern.

6. Informationsbedarf :

Die Patienten möchten oft ihren Zustand, die Behandlungsmöglichkeiten, die Nebenwirkungen und die Prognosen verstehen.

Pflegeintervention: Bereitstellung klarer Informationen, Vermeidung von medizinischem Jargon, Empfehlung zuverlässiger Ressourcen für zusätzliche Informationen.

7. Bedenken hinsichtlich der Privatsphäre :

In der Urologie gibt es zahlreiche Erkrankungen und Behandlungen, die sich auf die Intimität und die sexuelle Funktion auswirken können.

Pflegeintervention: Das Thema behutsam ansprechen, Informationen über mögliche Rehabilitationsmaßnahmen geben, ggf. Sexualtherapeuten empfehlen.

8. Reaktionen auf das Körperbild :

Operationen, wie die Entfernung der Prostata oder der Hoden, können die Art und Weise beeinflussen, wie ein Patient seinen Körper wahrnimmt.

Pflegeintervention: Validierung der Gefühle des Patienten, Bereitstellung von Ressourcen für die postoperative Unterstützung, Förderung der Kommunikation mit Partnern oder Angehörigen.

Letztendlich ist jeder Patient einzigartig und es ist wichtig, seine individuellen Reaktionen zu erkennen und zu respektieren. Offene Kommunikation, einfühlsames Zuhören und eine angemessene Aufklärung sind die Schlüssel, um einen Patienten effektiv durch die mit der urologischen Versorgung verbundenen Herausforderungen zu begleiten.

Psychologische Auswirkungen urologische Pathologien

Der urologische Bereich ist von Natur aus eng mit den zutiefst persönlichen und privaten Aspekten der menschlichen Existenz verbunden, wie Sexualität, Fortpflanzung und grundlegende Körperfunktionen. Daher haben urologische Erkrankungen häufig erhebliche psychologische Auswirkungen auf die Patienten, die weit über die bloßen physiologischen Symptome hinausgehen.

1. Beeinträchtigung des Selbstwertgefühls :

• Urologische Erkrankungen wie Inkontinenz können das Selbstwertgefühl stark beeinträchtigen. Das Gefühl, dass grundlegende Körperfunktionen "außer Kontrolle" sind, kann zu einem Gefühl der Verlegenheit oder Scham führen.

2. Probleme mit Intimität und Sexualität :
   - Erektile Dysfunktion, Impotenz oder Schmerzen beim Geschlechtsverkehr können zu Spannungen in einer Beziehung, vermindertem sexuellen Verlangen und Gefühlen von Unzulänglichkeit oder Angst führen.

3. Bedenken hinsichtlich der Fruchtbarkeit :
   - Erkrankungen wie Hodenkrebs können zu Bedenken hinsichtlich der zukünftigen Fortpflanzungsfähigkeit führen. Dies kann insbesondere bei jungen Patienten zu einer erheblichen Belastung führen.

4. Angst und Depression :
   - Die Diagnose urologischer Krebsarten wie Prostatakrebs kann zu Angstgefühlen hinsichtlich der Prognose, der Lebenszeit und der zukünftigen Lebensqualität führen. In einigen Fällen kann dies zu einer klinischen Depression führen.

5. Soziale Isolation :
   - Inkontinenzsymptome oder die Notwendigkeit einer regelmäßigen Katheterisierung können dazu führen, dass einige Patienten soziale Interaktionen aus Angst vor einem Zwischenfall oder aus Verlegenheit vermeiden.

6. Postoperatives Trauma :
   - Nach einer größeren Operation können bei einigen Patienten Symptome einer posttraumatischen Belastungsstörung auftreten.

7. Auswirkungen auf die Geschlechtsidentität :
   - Für einige Patienten, insbesondere diejenigen, die sich radikalen Operationen wie einer totalen Zystektomie (Entfernung der Blase) mit Urostomie unterziehen, können sich tief greifende Fragen über ihre Geschlechtsidentität und ihre Selbstwahrnehmung als Mann oder Frau ergeben.

8. Auswirkungen auf die Angehörigen :
   - Die Menschen in der Umgebung des Patienten, seien es Partner, Kinder oder Freunde, können ebenfalls psychischen Stress empfinden. Sie können sich

hilflos, traurig oder ängstlich über die Zukunft des Patienten fühlen.

Um diese psychologischen Herausforderungen zu bewältigen, ist ein ganzheitlicher Ansatz bei der Behandlung von Patienten mit urologischen Erkrankungen von entscheidender Bedeutung. Dies umfasst nicht nur die Behandlung der Erkrankung selbst, sondern auch die Bereitstellung von psychologischer Unterstützung, Beratung oder Therapie, um den Patienten zu helfen, sich durch die oft turbulenten Gewässer der Emotionen und Reaktionen im Zusammenhang mit ihrem Zustand zu navigieren. Die Zusammenarbeit zwischen Urologen, Krankenpflegern, Psychologen und Sozialarbeitern ist für eine umfassende und wirksame Unterstützung von entscheidender Bedeutung.

Kommunikation mit dem Patienten und seine Familie

Kommunikation ist ein wesentlicher Bestandteil der medizinischen Versorgung, insbesondere im Bereich der Urologie, wo die Probleme oft intime und sensible Bereiche des Lebens des Patienten berühren. Eine effektive Kommunikation kann die Zufriedenheit des Patienten, die Einhaltung der Behandlung und die klinischen Ergebnisse erheblich beeinflussen. Im Folgenden finden Sie einige Überlegungen und Ratschläge zur Optimierung der Kommunikation.

1. Aufbau einer Vertrauensbeziehung :
  * Beginnen Sie mit aktivem Zuhören. Es ist wichtig, dem Patienten volle Aufmerksamkeit zu schenken, seine Sorgen zu erkennen und seine Gefühle zu bestätigen.

- Sicherstellung der Vertraulichkeit der geteilten Informationen, ein grundlegendes Element für den Aufbau und die Aufrechterhaltung von Vertrauen.
2. Klärung des medizinischen Jargons :
   - Urologische Begriffe können für den Laien kompliziert sein. Erklären Sie Diagnosen, Verfahren und Behandlungen immer in einer einfachen und klaren Sprache.
3. Beurteilen Sie das Verständnis des Patienten :
   - Stellen Sie nach der Weitergabe von Informationen Fragen oder bitten Sie den Patienten, das Verstandene noch einmal zu wiederholen. So können Sie überprüfen, ob die Botschaft klar übermittelt wurde.
4. Berücksichtigung von Kultur und Glauben :
   - Respektieren Sie die kulturellen und religiösen Unterschiede, die die Wahrnehmung von Krankheit, Behandlung und Heilung beeinflussen können.
5. Einbezug der Familie und der pflegenden Angehörigen :
   - Urologische Erkrankungen können nicht nur den Patienten selbst, sondern auch seine Angehörigen betreffen. Wenn der Patient damit einverstanden ist, beziehen Sie die Familie oder Betreuer in die Gespräche mit ein, um eine umfassende Betreuung zu gewährleisten.
6. Visuelle Unterstützung anbieten :
   - Die Verwendung von Diagrammen, anatomischen Modellen oder Broschüren kann helfen, komplexe Konzepte zu klären, insbesondere in Bezug auf Anatomie und chirurgische Verfahren.
7. Bereitstellung schriftlicher Informationen :
   - Patienten können von den Informationen überwältigt werden. Die Aushändigung von Broschüren, Übersichtsblättern oder schriftlichen Anweisungen kann ihnen helfen, die Informationen zu Hause zu verarbeiten.

8. Umgang mit Emotionen :
   * Angst, Sorge, Traurigkeit oder Wut können bei urologischen Konsultationen auftreten. Es ist wichtig, diese Gefühle zu erkennen, sie zu bestätigen und emotionale Unterstützung anzubieten.
9. Ermutigung zu Fragen :
   * Schaffen Sie eine Umgebung, in der sich der Patient frei fühlt, Fragen zu stellen oder seine Bedenken ohne Verurteilung zu äußern.
10. Planung der Folgemaßnahmen :
   * Stellen Sie sicher, dass der Patient und seine Familie wissen, wie und wann sie sich bei weiteren Fragen oder Bedenken an Sie wenden können. Dies stärkt das Gefühl der Sicherheit und der kontinuierlichen Unterstützung.
11. Fortlaufende Bildung :
   * Die Schulung in Kommunikation ist für Angehörige der Gesundheitsberufe von entscheidender Bedeutung. Die Teilnahme an Workshops oder Seminaren zum Thema Kommunikation kann die Fähigkeiten verbessern und die therapeutische Beziehung stärken.

Kommunikation ist das Herzstück der Medizin, insbesondere in einem so sensiblen Bereich wie der Urologie. Ein einfühlsamer, klarer und offener Ansatz kann die Erfahrung des Patienten erheblich verbessern, die Behandlungsergebnisse positiv beeinflussen und die Beziehung zwischen dem Patienten, seiner Familie und dem medizinischen Team stärken.

Als Krankenpfleger für die eigene psychische Gesundheit sorgen

Krankenpfleger zu sein ist einer der edelsten Berufe, aber auch einer der anspruchsvollsten. Krankenschwestern und

Krankenpfleger sind regelmäßig mit Schmerzen, Leiden, medizinischen Notfällen und Todesfällen konfrontiert. Im Bereich der Urologie müssen sie sich auch mit intimen Problemen befassen, die für die Patienten emotional belastend sein können. Diese Verantwortung kann die psychische Gesundheit des Pflegepersonals stark belasten. Daher ist es für diese Gesundheitsfachkräfte von entscheidender Bedeutung, sich um ihr psychologisches Wohlbefinden zu kümmern.

1. Erkennen Sie die Anzeichen von Stress und Erschöpfung :

  • Müdigkeit, Reizbarkeit, Traurigkeit, sozialer Rückzug und Schlafstörungen können Indikatoren für Stress oder Burnout sein.
2. Klare Grenzen setzen :
  • Auch wenn es natürlich ist, jedem helfen zu wollen, ist es wichtig, seine eigenen Grenzen zu erkennen und zu lernen, nein zu sagen, wenn es notwendig ist.
3. Zeit für sich selbst finden :
  • Nehmen Sie sich regelmäßig Zeit für entspannende oder angenehme Aktivitäten, sei es Lesen, Sport, Meditation oder andere Hobbys.
4. Unterstützung suchen :
  • Das Gespräch mit Kollegen, Freunden oder Verwandten kann helfen, die Dinge in die richtige Perspektive zu rücken. Ziehen Sie ggf. die Konsultation einer psychosozialen Fachkraft in Betracht.
5. Entwicklung einer Selbsthilferoutine :
  • Dies kann eine gesunde Ernährung, regelmäßige Bewegung, ausreichend Schlaf und Pausen während der Arbeit beinhalten.
6. Vermeidung von Isolation :
  • Tauschen Sie Ihre Erfahrungen mit anderen Pflegekräften aus, nehmen Sie an Selbsthilfegruppen oder Wellness-Workshops für Angehörige der Gesundheitsberufe teil.

7. Weiterbildung :
  • Seminare und Workshops über Stressbewältigung, Resilienz oder Meditation können Werkzeuge zur Verbesserung der psychischen Gesundheit bieten.
8. Erinnern Sie sich, warum :
  • Wenn Sie sich regelmäßig daran erinnern, warum Sie diesen Beruf gewählt haben, kann Ihnen das helfen, sich wieder mit Ihrer Leidenschaft zu verbinden und auch in schwierigen Zeiten Sinn zu finden.
9. Schaffung einer gesunden Arbeitsumgebung :
  • Arbeiten Sie mit Ihren Kollegen und der Verwaltung zusammen, um eine positive Arbeitsumgebung zu schaffen, die das Wohlbefinden der Mitarbeiter unterstützt.
10. Urlaub nehmen :
  • Es ist wichtig, Urlaub und Ruhetage zu nehmen, um sich von den beruflichen Verpflichtungen zu erholen.
11. Vermeidung von Selbstmedikation :
  • Einige mögen versucht sein, Alkohol, Medikamente oder andere Substanzen zur Stressbewältigung zu verwenden. Diese vorübergehenden Lösungen können die langfristigen Probleme verschlimmern.
12. Suche nach Aufsicht oder Mentoring :
  • Wenn Sie einen Mentor oder Vorgesetzten haben, mit dem Sie berufliche Herausforderungen besprechen können, kann dies eine wertvolle Perspektive und Beratung bieten.

Die psychische Gesundheit ist ebenso wichtig wie die körperliche Gesundheit, insbesondere in einem so anspruchsvollen Beruf wie dem des Krankenpflegers. Sich die Zeit zu nehmen, sich um sich selbst zu kümmern, Unterstützung zu suchen und gesunde Routinen einzuführen, sind wichtige Schritte, um eine lange, erfüllende Karriere zu gewährleisten, die sowohl für die Krankenschwester als auch für die Patienten von Vorteil ist.

Kapitel 8 :
ETHIK IN DER UROLOGIE

Häufige ethische Dilemmas
in der Urologie

Die Urologie steht, wie auch andere Zweige der Medizin, häufig vor ethischen Herausforderungen. Diese Herausforderungen berühren den Kern der Medizin und sind mit persönlichen Überzeugungen, technologischen Fortschritten, Patientenerwartungen und medizinischen Richtlinien verwoben. Ethische Dilemmas sind allgegenwärtig, da die moderne Medizin ständig die Grenzen des Möglichen verschiebt und in Frage stellt, was wirklich wünschenswert oder moralisch vertretbar ist.

Nehmen wir zum Beispiel die Frage der chirurgischen Eingriffe an intersexuellen Kindern. Historisch gesehen wurden in der frühen Kindheit zahlreiche Eingriffe vorgenommen, um diesen Kindern ein "normales" Geschlecht zuzuweisen. Diese Eingriffe, die oft irreversibel sind, werden jedoch derzeit in Frage gestellt. Ist es ethisch vertretbar, eine solche Entscheidung für ein Kind zu treffen, oft ohne unmittelbaren medizinischen Notfall, bevor es sein eigenes Gefühl der Geschlechtsidentität zum Ausdruck bringen oder seine Zustimmung geben kann?

Ein weiteres heikles Thema ist die Behandlung von erektiler Dysfunktion oder Inkontinenz bei älteren oder schwerkranken Patienten. In einer Gesellschaft, die Jugend und Vitalität schätzt, kann es schwierig sein, den Nutzen einer verbesserten Lebensqualität gegen die potenziellen Risiken eines Eingriffs bei einem gebrechlichen Patienten abzuwägen. Sollten diese Behandlungen wegen des psychologischen Wohlbefindens des Patienten gefördert

72

werden, oder sollte man vorsichtiger sein und das Alter und den allgemeinen Zustand des Patienten berücksichtigen?

Die Nierentransplantation ist auch eine Quelle ethischer Dilemmas. Wer sollte auf der Warteliste bevorzugt werden? Wie kann man Alter, Schwere der Krankheit, Lebensstil und andere Faktoren gegeneinander abwägen, um eine ethische Entscheidung zu treffen? Und wie geht man mit Lebendnierenspenden um, bei denen emotionale und zwischenmenschliche Aspekte die medizinischen Erwägungen noch komplizierter machen können?

Auch die Verbreitung von Gentests im urologischen Bereich, mit denen das Risiko von Krebs oder anderen Krankheiten vorhergesagt werden kann, öffnet die Tür zu ethischen Fragen über die zu erteilenden Informationen, die Vertraulichkeit und die prophylaktischen Entscheidungen, die sich daraus ergeben können.

Und schließlich steht im Mittelpunkt all dieser Dilemmas die Beziehung zwischen Arzt und Patient. Wie weit muss ein Arzt gehen, um die Wünsche seines Patienten zu respektieren, auch wenn er sie nicht teilt? Wie kann man zwischen der Autonomie des Patienten, der Verpflichtung, nicht zu schaden, und dem Wunsch, das Richtige zu tun, navigieren?

Die Urologie mit ihrer einzigartigen Kombination aus medizinischen Anliegen und tiefgreifenden persönlichen Fragen bietet ein Fenster zu den drängendsten ethischen Herausforderungen unserer Zeit. Sie erinnert uns daran, dass Wissenschaft und Technologie zwar weiterhin in rasantem Tempo fortschreiten, unsere Fähigkeit, kritisch und mitfühlend über ihre Auswirkungen nachzudenken, jedoch wichtiger denn je ist.

Vertraulichkeit
und die informierte Zustimmung

In der Medizin sind Vertraulichkeit und informierte Zustimmung zwei grundlegende ethische Prinzipien, die die Achtung und den Schutz der Patientenrechte gewährleisten. Diese Prinzipien spiegeln nicht nur gesetzliche Verpflichtungen wider, sondern auch das Vertrauen der Patienten in ihre Behandler, das für eine effektive therapeutische Beziehung von entscheidender Bedeutung ist.

Die **Vertraulichkeit** gewährleistet, dass die persönlichen und medizinischen Informationen eines Patienten nur mit den direkt an seiner Behandlung beteiligten Gesundheitsexperten geteilt werden, es sei denn, der Patient hat dem zugestimmt oder das Gesetz verlangt dies. Dies schützt die Privatsphäre der Patienten, ist aber auch eine Frage der Würde und des Respekts. In der Urologie, wo häufig intime und potenziell peinliche Fragen angesprochen werden, ist die Vertraulichkeit besonders wichtig. Die Patienten müssen wissen, dass sie offen sprechen können, ohne befürchten zu müssen, dass ihre Informationen in unangemessener Weise weitergegeben werden.

Andererseits ist die **informierte Zustimmung der** Prozess, bei dem ein Arzt den Patienten über alle verfügbaren Behandlungsmöglichkeiten, deren Vorteile, Risiken und Folgen informiert. Dies ermöglicht es dem Patienten, eine informierte Entscheidung über den einzuschlagenden Weg zu treffen. Der Arzt muss sicherstellen, dass der Patient alle diese Informationen verstanden hat und dass er die Möglichkeit hatte, Fragen zu stellen. Im Bereich der Urologie, wo chirurgische Eingriffe, medikamentöse Behandlungen und andere Verfahren erhebliche Auswirkungen haben können, ist die Einholung einer informierten Zustimmung von entscheidender Bedeutung. Dadurch wird sichergestellt, dass der Patient in vollem Umfang in seine Behandlung einbezogen wird, was sich positiv auf die Therapietreue und die klinischen Ergebnisse auswirken kann.

Die Bedeutung dieser beiden Prinzipien wird durch ihre Verbindung untereinander verstärkt. Ohne Vertraulichkeit könnte ein Patient zögern, wichtige Informationen weiterzugeben, was seine eigene Sicherheit und den Prozess der informierten Zustimmung gefährden würde. Und ohne informierte Zustimmung könnte sich ein Patient betrogen fühlen, weil eine Intervention ohne sein volles Verständnis oder seine Zustimmung durchgeführt wurde.

Durch die Einhaltung der Vertraulichkeit und der Einwilligung nach Aufklärung erfüllen die Angehörigen der Gesundheitsberufe, insbesondere die Urologen, nicht nur ihre ethischen und gesetzlichen Verpflichtungen, sondern stärken auch das heilige Band des Vertrauens, das sie mit ihren Patienten verbindet. In diesem Geist des gegenseitigen Respekts und der Zusammenarbeit erreicht die Medizin ihr höchstes Potenzial und bietet eine Pflege, die sowohl wohlwollend als auch effektiv ist.

Das Lebensende und die Entscheidungsfindung in der Urologie

Das Lebensende ist eine heikle und emotionale Zeit für jeden Einzelnen, seine Familie und seine Betreuer. In der Urologie ist das Lebensende häufig mit fortgeschrittenen Erkrankungen wie Blasen-, Nieren- oder Prostatakrebs verbunden, kann aber auch andere chronische und komplexe urologische Erkrankungen betreffen. Die Entscheidungsfindung in dieser Phase ist von besonderer Bedeutung, da sie einen patientenorientierten Ansatz unter

Wahrung der Würde und des Komforts des Patienten gewährleisten muss.

Die erste Herausforderung für Urologen und ihr Team besteht darin, den richtigen Zeitpunkt zu finden, um die Gespräche auf eine palliative statt kurative Versorgung zu lenken. Dies erfordert eine sorgfältige Beurteilung der Krankheit, der Prognose, aber auch der Wünsche und Werte des Patienten. Eine offene und ehrliche Kommunikation ist von entscheidender Bedeutung. Der Patient muss über den möglichen Verlauf seiner Krankheit, die verfügbaren Behandlungen sowie deren Vor- und Nachteile informiert werden.

Die Entscheidungsfindung beschränkt sich jedoch nicht auf die Wahl der Behandlung. Sie umfasst auch Überlegungen zur Lebensqualität, die Präferenzen des Patienten hinsichtlich des Pflegeortes (z.B. zu Hause oder in einem Hospiz) und die Diskussion über Patientenverfügungen oder die Anordnung, nicht wiederzubeleben. Für viele Menschen haben Schmerzlinderung und Komfort Vorrang vor aggressiven medizinischen Eingriffen.

Ein weiterer entscheidender Aspekt ist die emotionale und psychologische Unterstützung. Patienten können eine Reihe von Emotionen erleben, die von Angst über Wut bis hin zu Depression oder Akzeptanz reichen. Sie können Hilfe benötigen, um ungelöste Probleme zu behandeln, ihre Wünsche für die letzten Tage zu äußern oder über ihre Ängste vor dem Tod und der Zeit danach zu sprechen. Die Angehörigen wiederum benötigen möglicherweise Unterstützung, um mit der bevorstehenden Trauer umzugehen und medizinische Entscheidungen zu verstehen.

Urologische Teams sind auch dafür verantwortlich, mit anderen Spezialisten wie Onkologen, Anästhesisten, Psychologen oder Palliativteams zusammenzuarbeiten, um eine umfassende und ganzheitliche Betreuung des Patienten am Lebensende zu gewährleisten.

Die Entscheidungsfindung in der Urologie am Lebensende ist ein komplexer, mehrdimensionaler und zutiefst menschlicher Prozess. Sie erfordert Mitgefühl, Kompetenz, Kommunikation und vor allem die Achtung des Wunsches des Patienten, seine letzten Momente in Würde und Komfort zu verbringen. In dieser Zeit spielen Urologen eine zentrale Rolle als Ärzte, Berater und Fürsprecher ihrer Patienten.

Kapitel 9 :
BERUFSÜBERGREIFENDE
KOMPETENZEN

Mit Urologen zusammenarbeiten: Notwendige Synergie

Die Welt der Medizin ist ein Ort ständiger Interaktion, an dem jeder Spezialist seinen Teil zum Wohlbefinden des Patienten beiträgt. In einer urologischen Abteilung wird diese Zusammenarbeit durch eine privilegierte Beziehung zwischen dem Krankenpfleger und dem Urologen konkretisiert. Zusammen bilden sie ein Team, dessen Synergie für die optimale Versorgung der Patienten von entscheidender Bedeutung ist.

Der **Urologe** ist ein Experte auf dem Gebiet der Erkrankungen der Harnwege und der Genitalien. Er stellt Diagnosen, entscheidet über chirurgische Eingriffe und bestimmt die zu verabreichenden Behandlungen. Diese medizinische Fachkompetenz ist zwar von entscheidender Bedeutung, kann jedoch ohne die Anwesenheit des **Krankenpflegers** nicht voll wirksam werden.

Der **Urologiepfleger** ist das Bindeglied zwischen dem Patienten und dem Urologen. Er ist die erste Beobachtungslinie, um Anzeichen von Komplikationen, Veränderungen im Zustand des Patienten oder Nebenwirkungen der Behandlung zu erkennen. Durch seinen täglichen Kontakt mit dem Patienten ist er oft am besten in der Lage, das allgemeine Wohlbefinden des Patienten zu beurteilen, sowohl in körperlicher als auch in emotionaler Hinsicht.

Die Zusammenarbeit zwischen dem Urologen und dem Krankenpfleger beschränkt sich nicht nur auf den Austausch klinischer Informationen. Gemeinsam diskutieren sie die besten Behandlungsstrategien, tauschen ihre Beobachtungen aus und passen die Pflege entsprechend an. Die Pflegekraft bringt auch ihre einzigartige Perspektive auf die Erfahrungen des Patienten ein, auf seine Sorgen, Ängste und Hoffnungen, Informationen, die für eine ganzheitliche Behandlung unerlässlich sind.

Darüber hinaus ermöglicht die enge Zusammenarbeit auch eine **gegenseitige Fortbildung**. Die Krankenschwester kann von den medizinischen Kenntnissen des Urologen profitieren, um ihre Fähigkeiten zu verbessern, während der Urologe durch die Erfahrung der Krankenschwester spezifische Pflegetechniken oder den Umgang mit Patientenreaktionen erlernen kann.

Diese Synergie geht jedoch über die einfache binäre Beziehung zwischen Urologe und Pfleger hinaus. Sie erstreckt sich auf das gesamte Pflegeteam: Pfleger, Physiotherapeuten, Psychologen, Anästhesisten.... Jedes Mitglied bringt seinen eigenen Mehrwert ein und in dieser Bündelung der Kompetenzen liegt die wahre Stärke der urologischen Abteilung.

Die Zusammenarbeit mit Urologen ist nicht nur eine funktionelle Notwendigkeit, sondern eine Allianz, eine Kooperation, bei der jeder Akteur mit seinem Wissen und seiner Erfahrung dazu beiträgt, dem Patienten die bestmögliche Pflege zukommen zu lassen. In diesem komplexen und anspruchsvollen Tanz der Medizin ist die Synergie zwischen Krankenpfleger und Urologe ein harmonischer Schritt in Richtung Spitzenleistung.

Zusammenarbeit
mit anderen medizinischen Fachgebieten

Die Urologie ist zwar ein eigenständiges und tiefgreifendes Fachgebiet, existiert aber nicht isoliert. Aufgrund der vernetzten Natur des menschlichen Körpers können urologische Erkrankungen andere Systeme und Organe beeinflussen oder von ihnen beeinflusst werden. Daher erfordert die effektive Behandlung eines urologischen Patienten oft eine enge Zusammenarbeit mit anderen medizinischen Spezialisten.

1. Nephrologie: Dieses Fachgebiet konzentriert sich auf die Nieren, die die wichtigsten Akteure des Harnsystems sind. Nephrologen behandeln Nierenerkrankungen, die zu urologischen Komplikationen führen können. Die Interaktion zwischen Urologen und Nephrologen ist daher für die umfassende Behandlung von Nierenerkrankungen von entscheidender Bedeutung.

2. Onkologie: Da viele Krebsarten das urologische System betreffen können (Prostata-, Blasen-, Nierenkrebs...), arbeitet der Urologe eng mit dem Onkologen zusammen, um einen Behandlungsplan für jeden Patienten zu entwickeln und umzusetzen.

3. Radiologie: Sowohl bei der Diagnose als auch bei der Nachsorge einer urologischen Erkrankung stützt sich der Urologe häufig auf die Expertise eines Radiologen. Bildgebende Verfahren wie Ultraschall, CT oder MRT sind wertvolle Hilfsmittel, um die inneren Strukturen zu visualisieren und die Art und das Ausmaß einer Anomalie zu beurteilen.

4. Gynäkologie: Urologische Probleme können sich oft auf die reproduktive Gesundheit auswirken und umgekehrt. Erkrankungen wie Fisteln oder Senkungen erfordern eine gemeinsame Behandlung durch den Urologen und den Gynäkologen.

5. Endokrinologie: In Fällen wie der erektilen Dysfunktion, in denen ein hormonelles Ungleichgewicht ein Faktor sein könnte, könnte der Urologe einen Endokrinologen konsultieren, um eine umfassendere Perspektive zu erhalten.

6. Anästhesiologie: Vor jedem chirurgischen Eingriff ist eine präoperative Beurteilung durch den Anästhesisten unerlässlich. Diese Zusammenarbeit gewährleistet die Sicherheit des Patienten während der Operation.

7. Psychologie/Psychiatrie: Urologische Erkrankungen, insbesondere solche, die sich auf die Lebensqualität auswirken, können auch die psychische Gesundheit des Patienten beeinträchtigen. Die Zusammenarbeit mit einem Psychologen oder Psychiater kann bei der Behandlung der emotionalen oder psychologischen Aspekte urologischer Erkrankungen hilfreich sein.

Zusammenfassend lässt sich sagen, dass die Urologie zwar ein medizinisches Fachgebiet an sich ist, aber nicht isoliert arbeiten kann. Die Komplexität der Pathologien und Behandlungen erfordert einen multidisziplinären Ansatz. Diese Zusammenarbeit zwischen den verschiedenen Fachgebieten gewährleistet eine umfassende Betreuung des Patienten, bei der jeder Aspekt seiner Gesundheit mit größter Aufmerksamkeit betrachtet und behandelt wird.

Effektiv kommunizieren mit Technikern, Pflegepersonal und medizinischen Assistenten

Kommunikation ist eine der wichtigsten Säulen einer erfolgreichen medizinischen Behandlung. In der Urologie, wo jeder Patient ein Einzelfall mit spezifischen Bedürfnissen ist, ist eine klare und effiziente Kommunikation von entscheidender Bedeutung. Das

Pflegepersonal steht im Mittelpunkt vieler Gespräche und muss mit verschiedenen Gesundheitsfachleuten interagieren, um die bestmögliche Behandlung zu gewährleisten.

1. Mit Technikern für medizinische Bildgebung :
   - **Definieren Sie das Ziel der Untersuchung klar**: Was soll sichtbar gemacht oder ausgeschlossen werden?
   - **Übermitteln Sie alle relevanten Informationen**: Informieren Sie über die Vorgeschichte des Patienten, mögliche Allergien oder Besonderheiten, die bei der Untersuchung berücksichtigt werden müssen.
   - **Ergebnisse abrufen und interpretieren**: Nach Abschluss der Untersuchung erhalten Sie eine detaillierte Erklärung der Ergebnisse, um sie in die Patientenakte aufzunehmen.
2. Mit den Pflegekräften :
   - **Klären Sie die Bedürfnisse des Patienten**: Einige Patienten haben möglicherweise spezifische Bedürfnisse in Bezug auf Hygiene oder Mobilität.
   - **Beobachtungen teilen** : Der Pfleger ist oft der erste, der Veränderungen im Gesundheitszustand oder im Verhalten des Patienten bemerkt. Ein regelmäßiger Austausch von Beobachtungen ist von entscheidender Bedeutung.
   - **Routinen festlegen**: Eine Kommunikation über die Gewohnheiten oder Vorlieben des Patienten erleichtert die tägliche Pflege.
3. Mit den medizinischen Assistenten :
   - **Koordinierung der Termine** : Sicherstellen, dass der Patient die richtige Behandlung zum richtigen Zeitpunkt erhält.
   - **Weitergabe relevanter medizinischer Informationen**: Anamnese, Allergien, aktuelle Medikamente und Empfehlungen des Arztes müssen klar mitgeteilt werden.

- **Optimierung der Logistik**: Arzthelferinnen spielen eine entscheidende Rolle bei der Verwaltung von Akten, der Beschaffung von Verbrauchsmaterial und der Koordinierung der Pflege.

Allgemeine Ratschläge für eine effektive Kommunikation :

- **Aktiv zuhören** : Wenn Sie sich Zeit zum Zuhören nehmen, können Sie wertvolle Informationen erhalten und das Vertrauen stärken.
- **Verwenden Sie eine klare Sprache**: Vermeiden Sie medizinischen Jargon, wenn es nicht notwendig ist.
- **Regelmäßige Treffen einrichten**: Regelmäßige Treffpunkte stellen sicher, dass alle auf der gleichen Wellenlänge sind.
- **Moderne Kommunikationsmittel verwenden**: Computergestützte Systeme, spezielle Anwendungen oder sogar Instant Messaging können den Austausch erleichtern.
- **Feedback geben und erhalten**: Die Kommunikation sollte in beide Richtungen erfolgen. Es ist wichtig, die Teammitglieder zu ermutigen, ihre Beobachtungen mitzuteilen und Feedback zu geben.

Im Zentrum dieser Dynamik spielt die Krankenschwester eine wesentliche Rolle. Durch die Gewährleistung einer reibungslosen und kontinuierlichen Kommunikation mit den verschiedenen Gesundheitsfachkräften trägt er dazu bei, die Patientenversorgung zu optimieren, den Zusammenhalt des Teams zu stärken und die Sicherheit und das Wohlbefinden des Patienten in jeder Phase der Behandlung zu gewährleisten.

Kapitel 10 :
PÄDIATRISCHE UROLOGIE

Anatomische Unterschiede und physiologischen Eigenschaften bei Kindern

Das urologische System des Kindes unterscheidet sich deutlich von dem des Erwachsenen, nicht nur in anatomischer, sondern auch in physiologischer Hinsicht. Diese Unterschiede haben direkte Auswirkungen auf die klinische Behandlung in der Kinderurologie.

1. Anatomie des Harntrakts bei Kindern :
   - **Größe und Lage der Nieren:** Die Nieren eines Neugeborenen oder Kindes sind im Verhältnis zu ihrem Körper relativ größer als die eines Erwachsenen. Außerdem befinden sie sich in einer tieferen Position und bewegen sich nach oben, wenn das Kind wächst.
   - **Form der Nieren: Beim** Fötus und Neugeborenen hat die Niere eine gelappte Form, die sich allmählich abschwächt und im Alter von 5 bis 6 Jahren glatt wird.
   - **Ureteren:** Die Ureteren von Kindern sind proportional kürzer, was das Risiko eines vesikoureteralen Refluxes erhöhen kann, bei dem Urin von der Blase in die Nieren zurückfließt.
   - **Blase:** Die Blase eines Kindes befindet sich im Vergleich zu der eines Erwachsenen weiter oben im Bauchraum und sinkt mit zunehmendem Alter allmählich ab. Außerdem ist ihr Fassungsvermögen geringer.

2. Physiologie der Niere und der Harnwege bei Kindern :

- **Glomeruläre Filtration:** Die Nierenfunktion, gemessen an der glomerulären Filtrationsrate (GFR), ist bei Neugeborenen reduziert. Sie erreicht im Alter von 1 bis 2 Jahren den Wert eines Erwachsenen.

- **Konzentration des Urins:** Die Nieren von Neugeborenen haben eine begrenzte Fähigkeit, Urin zu konzentrieren. Diese Fähigkeit verbessert sich mit zunehmendem Alter und ermöglicht eine bessere Regulierung des Wasserhaushalts.

- **Elektrolytgleichgewicht:** Die Nieren von Kindern sind weniger effizient bei der Regulierung von Elektrolyten, was Kinder anfälliger für Elektrolytstörungen macht.

- **Blasenkontrolle:** Die Harnkontinenz verändert sich mit zunehmendem Alter. Kleine Kinder haben keine vollständige Kontrolle über die Blasenentleerung, die sich normalerweise im Alter von 2 bis 4 Jahren entwickelt.

3. Klinische Implikationen :

- **Harnwegsinfektionen:** Die anatomischen und physiologischen Eigenschaften von Kindern können sie anfälliger für Harnwegsinfektionen machen.

- **Angeborene Anomalien:** Einige urologische Probleme, wie Klappen der hinteren Harnröhre oder Nierenanomalien, sind spezifisch für die pädiatrische Bevölkerung.

- **Behandlungen :** Urologische Medikamente und Eingriffe müssen an die Anatomie und Physiologie von Kindern angepasst werden, wobei der Dosierung und den chirurgischen Techniken besondere Aufmerksamkeit gewidmet werden muss.

Die urologische Behandlung von Kindern erfordert eine gründliche Kenntnis dieser Unterschiede, um eine genaue Diagnose, eine angemessene Behandlung und eine optimale Genesung zu gewährleisten. Sie erfordert auch einen speziellen Ansatz, der die emotionalen und psychologischen Aspekte berücksichtigt, die mit dieser Bevölkerungsgruppe verbunden sind.

Häufige urologische Erkrankungen bei Kindern

Die Kinderurologie ist ein spezieller Bereich, der sich mit urologischen Erkrankungen bei Kindern befasst. Die häufigsten urologischen Erkrankungen bei Kindern unterscheiden sich manchmal von denen bei Erwachsenen, sowohl in der Art als auch in der Behandlung. Hier ein Überblick über diese Erkrankungen:

1. Harnwegsinfektionen (HWI) :
   * Dies sind häufige Infektionen bei Kindern, insbesondere bei Mädchen.
   * Die Symptome sind unterschiedlich: Fieber, Reizbarkeit, Bauchschmerzen, häufiges Wasserlassen.
   * Besondere Aufmerksamkeit wird der Erkennung eines vesikoureteralen Refluxes gewidmet, einem Zustand, bei dem Urin von der Blase in die Nieren zurückfließt, was zu wiederholten HWI führen kann.
2. Vesikoureteraler Reflux (VUR) :
   * Hierbei handelt es sich um einen abnormalen Rückfluss des Urins aus der Blase in die Harnleiter und möglicherweise in die Nieren.
   * Es kann zu wiederholten Infektionen führen und die Nieren schädigen.
   * Die Behandlung kann je nach Schweregrad medizinisch oder chirurgisch sein.
3. Hypospadie :
   * Angeborene Erkrankung, bei der sich die Öffnung der Harnröhre auf der Unterseite des Penis und nicht an der Spitze befindet.

- Erfordert häufig einen chirurgischen Eingriff, um die Öffnung der Harnröhre zu repositionieren.

4. Kryptorchismus (nicht abgestiegener Hoden) :
   - Wenn ein oder beide Hoden vor der Geburt nicht in den Hodensack absteigen.
   - Die Behandlung kann chirurgisch sein und wird in der Regel vor dem 2.

5. Klappen der hinteren Harnröhre :
   - Eine angeborene Anomalie, bei der Klappen in der Harnröhre den normalen Urinfluss verhindern und zu einer Erweiterung der Harnwege führen.
   - Kann zu Nierenschäden führen, wenn es nicht behandelt wird.
   - Eine Operation ist die übliche Behandlung.

6. Syndrom der pyelo-ureteralen Verbindung :
   - Obstruktion an der Verbindung zwischen Niere und Ureter, die zu einer Erweiterung des Nierenbeckens führt.
   - Kann Schmerzen, Infektionen und Nierenschäden verursachen.
   - Die Behandlung ist häufig chirurgisch.

7. Nächtliche Enuresis :
   - Ungewollter Urinabgang während des Schlafs, häufig bei Kindern, insbesondere vor dem 7.
   - Es gibt mehrere mögliche Ursachen: verzögerte Blasenreife, erhöhte Urinproduktion während der Nacht, tiefer Schlaf.
   - Die Behandlung umfasst Verhaltensänderungen, Medikamente und manchmal Bettnässeralarm.

8. Inguinalhernie und Hydrozele :
   - Eine Leistenhernie entsteht, wenn ein Teil des Darms in den Leistenkanal eindringt.
   - Eine Hydrozele ist eine Ansammlung von Flüssigkeit um den Hoden herum.
   - Beide können einen chirurgischen Eingriff erfordern.

9. Nierentumore :
- Nierentumore wie das Nephroblastom oder der Wilms-Tumor sind zwar selten, können aber bei Kindern auftreten.
- Die Behandlung hängt von der Größe, der Lokalisierung und der Art des Tumors ab.

Diese und andere Erkrankungen erfordern eine spezielle Behandlung. Eine frühzeitige Erkennung und eine angemessene Intervention sind entscheidend, um das bestmögliche Ergebnis für das Kind zu erzielen.

Emotionale Betreuung und psychologischen Situation des jungen Patienten

Wenn ein Kind mit medizinischen Problemen konfrontiert wird, insbesondere mit urologischen Erkrankungen, gehen die Auswirkungen oft über den körperlichen Aspekt hinaus. Die emotionalen und psychologischen Auswirkungen sind tiefgreifend, sowohl für das Kind als auch für seine Familie. Eine ganzheitliche Behandlung muss diese Dimensionen einbeziehen, um dem Patienten eine umfassende Unterstützung zu bieten.

1. Verständnis von Angst und Furcht :
- **Erkennung:** Kinder können ihre Ängste nicht klar ausdrücken. Es ist wichtig, auf subtile Anzeichen wie Unruhe, Schlafstörungen oder Verhaltensänderungen zu achten.
- **Information: Die** altersgerechte Erklärung medizinischer Verfahren kann die Angst vor dem Unbekannten verringern. Verwenden Sie einfache Begriffe, Spielzeug oder Zeichnungen, um bei der Erklärung zu helfen.

2. Ermutigung und positive Verstärkung :
   - Kinder reagieren gut auf Ermutigung. Sie an ihren Mut zu erinnern oder sie nach einem schwierigen Verfahren zu belohnen, kann helfen, ihr Selbstvertrauen zu stärken.
3. Unterstützung durch die Familie :
   - Die Familie aktiv in die Pflege einbeziehen, da sie eine grundlegende Rolle bei der emotionalen Unterstützung des Kindes spielt.
   - Bereitstellung von Informationen und Ressourcen für die Eltern, um ihnen zu helfen, die Situation zu verstehen und zu bewältigen.
4. Kinderfreundliche Bereiche :
   - Eine Krankenhausumgebung kann einschüchternd sein. Bunte, spielerische und kinderfreundliche Räume können helfen, Stress zu reduzieren.
5. Integration der Ablenkung :
   - Die Verwendung von Ablenkungsmöglichkeiten wie Bücher, Spiele, Musik oder Videos kann ein wirksames Mittel sein, um Angst vor oder während medizinischer Verfahren zu reduzieren.
6. Zugang zu einem spezialisierten Psychologen oder Therapeuten :
   - In komplexeren oder länger andauernden Situationen kann die Intervention eines Spezialisten, der in der psychologischen Betreuung von Kindern ausgebildet ist, von Vorteil sein.
7. Selbsthilfegruppen :
   - Integrieren Sie Selbsthilfegruppen, in denen Kinder und ihre Familien ihre Erfahrungen und Gefühle mit anderen Personen in ähnlichen Situationen teilen können.
8. Nachbehandlung :
   - Nach Abschluss der Behandlung sollten Sie eine Nachsorge durchführen, um mögliche psychologische Folgen wie posttraumatischen Stress zu erkennen und zu behandeln.

9. Bildung und Autonomie :
  * Ermutigen Sie ältere Kinder, sich aktiv an ihrer Pflege zu beteiligen, indem Sie sie informieren und aufklären. Dies kann ihren Sinn für Autonomie stärken und ihr Selbstwertgefühl verbessern.

Die emotionale und psychologische Betreuung eines jungen Patienten ist keine Option, sondern eine Notwendigkeit. Sie spielt eine entscheidende Rolle bei der Genesung des Kindes und seiner Fähigkeit, zukünftige Herausforderungen zu bewältigen.

Zusammenarbeit mit den Eltern oder Erziehungsberechtigten

Bei der medizinischen Behandlung eines Kindes sind die Eltern oder Vormünder weit mehr als nur Zuschauer. Sie sind die ersten Fürsprecher, die primären Betreuer und oft auch die Interpreten der Beschwerden und Schmerzen ihres Kindes. Ihre Rolle ist so integral, dass jede medizinische Intervention ohne ihre aktive Beteiligung und Zusammenarbeit nicht voll wirksam sein kann.

Von den ersten Schritten der Diagnose an ist es wichtig, ein Vertrauensverhältnis zu den Eltern aufzubauen. Die Eltern, die mit einer unbekannten medizinischen Situation konfrontiert sind, können von Furcht, Angst oder Schuldgefühlen überwältigt werden. Einfühlsames Zuhören für ihre Sorgen, die Zusicherung der Qualität der Pflege, die ihr Kind erhalten wird, und die Bereitstellung klarer und verständlicher Informationen sind entscheidende Schritte, um dieses Vertrauen aufzubauen.

Eltern sind oft die Augen und Ohren der Ärzte und des Pflegepersonals, wenn es darum geht, die Symptome, Gewohnheiten und Reaktionen ihres Kindes zu beschreiben. Daher ist es wichtig, eine offene Kommunikation zu fördern, bei der sie sich wohl fühlen, jedes noch so kleine Detail mitzuteilen. Diese Informationen können manchmal helfen, eine Diagnose zu präzisieren, eine Behandlung anzupassen oder eine Reaktion zu antizipieren.

Während der gesamten Behandlung ist die kontinuierliche Zusammenarbeit mit den Eltern von entscheidender Bedeutung. Die aktive Einbeziehung der Eltern in die Pflege, sei es durch das Erlernen bestimmter Techniken der häuslichen Pflege oder durch Aufklärung über die Medikamente und ihre Nebenwirkungen, kann nicht nur die Wirksamkeit der Behandlung verbessern, sondern auch dazu beitragen, dass die Eltern mehr Selbständigkeit und Vertrauen in die Pflege ihres Kindes entwickeln.

Die Zusammenarbeit endet nicht an den Türen des Krankenhauses oder der Arztpraxis. Nachsorgetermine, Rehabilitationsmaßnahmen und mögliche psychologische Auswirkungen können noch lange danach auftreten. Die Sicherstellung eines reibungslosen Übergangs in die häusliche Umgebung mit angemessenen Ressourcen und ständiger Unterstützung gewährleistet, dass das Kind und seine Familie für die Bewältigung künftiger Herausforderungen gerüstet sind.

Schließlich ist es wichtig, die Rolle der Eltern als vollwertige Partner im Pflegeprozess anzuerkennen und zu würdigen. Ihre bedingungslose Liebe, Unterstützung und Hingabe an ihr Kind kann einen echten Unterschied in der Genesung machen. Durch eine enge Zusammenarbeit mit den Eltern wird nicht nur eine bessere medizinische Versorgung des Kindes gewährleistet, sondern auch die Unterstützungsstruktur um das Kind herum gestärkt, was für sein allgemeines Wohlbefinden ebenfalls von entscheidender Bedeutung ist.

Kapitel 11 :
UROLOGIE BEI DER FRAU

Anatomische Besonderheiten und physiologische

Die Urologie ist eine komplexe und umfassende medizinische Disziplin, die sich mit dem Studium, der Diagnose und der Behandlung von Erkrankungen des Harntrakts befasst. Obwohl die wichtigsten Organe, die am Harntrakt beteiligt sind, für alle Menschen gleich bleiben, gibt es erhebliche Unterschiede in ihrer Struktur und Funktion, die je nach Alter, Geschlecht und manchmal sogar von Person zu Person variieren. Durch das Verständnis dieser Nuancen können die Angehörigen der Gesundheitsberufe jedem Patienten eine angemessene und wirksame Behandlung anbieten.

1. Unterschiede zwischen den Geschlechtern :
Männer :
- Die Prostata, eine männerspezifische Drüse, spielt eine zentrale Rolle in der Urologie. Sie produziert eine Flüssigkeit, die die Spermien ernährt und schützt.
- Die männliche Harnröhre ist länger und verläuft durch die Prostata, wodurch Männer weniger anfällig für Harnwegsinfektionen, aber potenziell anfälliger für Erkrankungen der Prostata sind.

Frauen :
- Frauen besitzen Strukturen, die als Eierstöcke und Eileiter bezeichnet werden, die nicht direkt an der Urinausscheidung beteiligt sind, sich aber in der Nähe der Harnwege befinden.
- Die weibliche Harnröhre ist kürzer, was dazu führen kann, dass Frauen anfälliger für Harnwegsinfektionen sind.

2. Von der Kindheit bis zum Erwachsenenalter :
Kinder :

- Die Nieren von Neugeborenen sind im Verhältnis zu ihrer Körpergröße relativ groß und reifen in den ersten Lebensjahren.
- Die Nierenfunktion bei Säuglingen ist noch in der Entwicklung, was die Konzentration und das Volumen des Urins beeinflusst.

Erwachsene :

- Im Erwachsenenalter erreichen die Nieren ihre volle Funktionsfähigkeit, aber diese Fähigkeit kann ab dem Alter von 40 Jahren oder bei Begleiterkrankungen auch früher abnehmen.

3. Individuelle Variabilität :

- Obwohl die Hauptorgane des Harntrakts universell sind, können ihre Größe, Form und Position von Person zu Person variieren.
- Einige Personen können angeborene Anomalien aufweisen, wie z.B. eine fusionierte Niere oder eine Niere in Beckenposition.

4. Physiologie :

- Die Filtrationskapazität der Nieren, ihre Fähigkeit, den Urin zu konzentrieren oder zu verdünnen, und die Sekretion von regulierenden Hormonen wie Renin und Erythropoietin variieren je nach Alter, Gesundheitszustand und anderen Faktoren.

Die Anatomie und Physiologie des Harntrakts sind nicht starr. Sie weisen Besonderheiten und Nuancen auf, die in der Urologie besondere Aufmerksamkeit erfordern. Die Berücksichtigung dieser Besonderheiten ermöglicht es, die Eingriffe, Behandlungen und Pflegemaßnahmen so anzupassen, dass sie den Bedürfnissen jedes einzelnen Patienten gerecht werden.

Management
wiederkehrende Harnwegsinfektionen

Harnwegsinfektionen oder Zystitis sind ein häufiges Problem in der Bevölkerung, insbesondere bei Frauen. Wenn sie wiederholt auftreten und als rezidivierende Harnwegsinfektionen bezeichnet werden, können sie zu einer Quelle von Stress, Unbehagen und Angst für den Patienten werden. Der richtige Umgang mit diesen Infektionen erfordert einen umfassenden Ansatz, der von der Prävention bis hin zu einer angemessenen Behandlung reicht.

1. Die Ursachen verstehen:
Bevor Sie wiederkehrende Harnwegsinfektionen wirksam behandeln können, ist es wichtig, die Ursache zu identifizieren. Zu den häufigsten Faktoren gehören:
* Anatomische Anomalien der Harnwege.
* Harnretention.
* Häufiger Geschlechtsverkehr oder bestimmte Verhütungsmethoden.
* Hormonelle Veränderungen, insbesondere nach der Menopause bei Frauen.
* Häufige Verwendung von Kathetern.
* Schwächung des Immunsystems.

2. Prävention und Lebensgewohnheiten:
Mehrere Maßnahmen können helfen, das Risiko von Harnwegsinfektionen zu verringern:
* Trinken Sie ausreichend Wasser, um die Reinigung der Harnwege zu unterstützen.
* Regelmäßiges Wasserlassen, Vermeidung von Harnverhalt.
* Urinieren vor und nach dem Geschlechtsverkehr
* Halten Sie eine gute Intimhygiene aufrecht und vermeiden Sie reizende Produkte.

- Bei Frauen nach der Menopause sollten Sie den möglichen Nutzen von topischen Östrogenen mit Ihrem Arzt besprechen.

3. Therapeutische Ansätze:
- **Antibiotische Behandlung:** Diese wird in der Regel als erste Maßnahme verschrieben. Bei wiederkehrenden Fällen kann eine langfristige prophylaktische Behandlung in Betracht gezogen werden.
- **Alternative Therapien:** Probiotika, wie Laktobazillen, können zur Wiederherstellung der Vaginalflora empfohlen werden. Einige Cranberry-Präparate werden ebenfalls zur Vorbeugung von Rückfällen empfohlen, obwohl die Studien hinsichtlich ihrer Wirksamkeit gemischt sind.

4. Regelmäßige Überwachung und Bewertung:
Patienten mit wiederkehrenden Harnwegsinfektionen sollten regelmäßig überwacht werden. Urinanalysen oder sogar eine Urokultur können erforderlich sein, um die Wirksamkeit der laufenden Behandlung zu bestimmen und den Behandlungsplan entsprechend anzupassen.

5. Sensibilisierung und Bildung:
Die Aufklärung der Patienten darüber, auf welche Symptome sie achten sollten und wie wichtig es ist, im Falle eines Rückfalls schnell einen Arzt aufzusuchen, ist von entscheidender Bedeutung. Je früher eine Infektion behandelt wird, desto größer ist die Wahrscheinlichkeit, dass sie ohne Komplikationen gelöst wird.

Der Umgang mit wiederkehrenden Harnwegsinfektionen stellt sowohl für das Gesundheitspersonal als auch für die Patienten eine Herausforderung dar. Mit einem umfassenden Ansatz, der Prävention, angemessene Behandlung und regelmäßige Nachsorge umfasst, ist es jedoch möglich, eine deutliche Linderung zu erzielen und die Lebensqualität der Betroffenen zu verbessern.

Harninkontinenz und ihre Behandlung bei Frauen

Harninkontinenz bei Frauen ist ein heikles Thema, von dem ein großer Teil der weiblichen Bevölkerung in verschiedenen Lebensabschnitten betroffen ist. Obwohl es sich um eine häufige Erkrankung handelt, wird sie aufgrund der damit verbundenen Beschwerden und des Stigmas oft unterdiagnostiziert. Es ist wichtig, die verschiedenen Formen der Harninkontinenz und die verfügbaren Behandlungsmöglichkeiten zu verstehen, um den Frauen zu helfen, ihre Lebensqualität wiederzuerlangen.

1. Verständnis von Harninkontinenz:
Harninkontinenz ist definiert als unfreiwilliger Verlust von Urin. Man unterscheidet hauptsächlich zwischen :
- **Stressharninkontinenz (SIU)**: Sie tritt auf, wenn der intraabdominale Druck steigt, z.B. beim Niesen, Lachen oder bei körperlicher Betätigung.
- **Dranginkontinenz (IUI)**: Sie ist durch einen plötzlichen und unkontrollierbaren Harndrang gekennzeichnet.
- **Mischinkontinenz**: Kombiniert die Symptome der beiden vorgenannten Typen.

2. Risikofaktoren:
Es gibt mehrere Faktoren, die das Risiko einer Harninkontinenz bei Frauen erhöhen können:
- Schwangerschaften und Entbindungen.
- Menopause und verminderter Östrogenspiegel.
- Beckenoperationen.
- Fettleibigkeit.
- Neurologische Erkrankungen.
- Hohes Alter.

3. Diagnose von Harninkontinenz:
Die Diagnose ist in erster Linie klinisch. Eine ausführliche Anamnese, eine klinische Untersuchung, urodynamische

Tests und manchmal eine Zystoskopie können für eine vollständige Beurteilung erforderlich sein.

4. Therapeutische Optionen:

- **Perineale Rehabilitation und Physiotherapie:** Kegelübungen stärken beispielsweise die Beckenbodenmuskulatur und reduzieren so die Symptome der UIE.
- **Medikamente:** Einige Medikamente, wie Anticholinergika oder Beta-3 Agonisten, können wirksam sein, insbesondere bei IUI.
- **Medizinische Geräte:** Pessare können z. B. in die Vagina eingeführt werden, um die Blase zu stützen und Leckagen zu reduzieren.
- **Chirurgische Eingriffe:** Zu den chirurgischen Optionen gehören die suburethralen Bänder, die Neuromodulation der Sakralwurzeln und die Kolposuspensionsoperation.
- **Verhaltensstrategien:** Die Änderung der Flüssigkeitsaufnahme, Bladdertraining oder das Erlernen von Techniken zur verzögerten Blasenentleerung können bei der Bewältigung der IUI helfen.

5. Den Alltag bewältigen:

- Verwendung spezieller absorbierender Schutzkleidung.
- Planung von Toilettenbesuchen.
- Vermeiden Sie Getränke, die die Blase reizen, wie Koffein und Alkohol.

Harninkontinenz bei Frauen ist kein unabwendbares Schicksal. Es gibt viele Behandlungsmöglichkeiten, die Frauen helfen können, wieder ein normales Leben zu führen und sich wieder sicher zu fühlen. Eine offene Kommunikation mit medizinischem Fachpersonal und die Suche nach geeigneten Informationen sind entscheidend, um informierte und auf die jeweilige Situation abgestimmte Entscheidungen zu treffen.

Kapitel 12 :
NOTFALLMANAGEMENT
IN DER UROLOGIE

Häufige Notfallsituationen
in der Urologie

Die Urologie ist, wie andere medizinische Fachgebiete auch, mit einer Reihe von Notfallsituationen konfrontiert. Diese erfordern ein schnelles Eingreifen, um schwere oder sogar tödliche Komplikationen zu vermeiden. Das Verständnis und die Erkennung dieser Notfälle ermöglicht eine effektive und rechtzeitige Behandlung, wodurch die Chancen auf eine Genesung optimiert werden.

1. Akute Harnretention:
Dies ist eine plötzliche Unfähigkeit zu urinieren, die mit Unterleibsschmerzen oder -beschwerden einhergeht. Dies kann auf eine Prostataobstruktion, Blutgerinnsel, Medikamente oder andere Krankheiten zurückzuführen sein.
2. Nierentrauma:
Nierenverletzungen können als Folge von Verkehrsunfällen, Stürzen oder anderen direkten Traumata auftreten. Sie können zu inneren Blutungen, Nierenverletzungen oder Rupturen des Harntrakts führen.
3. Nierenkoliken:
Sie werden durch die Wanderung von Nierensteinen verursacht und verursachen starke Bauchschmerzen, die oft von Symptomen wie Übelkeit, Erbrechen und Hämaturie (Blut im Urin) begleitet werden.
4. Hodenverdrehung:
Dies ist ein Zustand, in dem sich der Hoden um sich selbst dreht und die Blutzirkulation unterbricht. Wenn dieser

Zustand nicht umgehend behandelt wird, kann er zu Nekrose und Verlust des Hodens führen.

5. Schwere Infektionen:
Eine akute Pyelonephritis (Niereninfektion) oder Orchiepididymitis (Hoden- oder Nebenhodeninfektion) kann sich mit hohem Fieber, Schmerzen und Anzeichen einer Harnwegsinfektion präsentieren. Ohne Behandlung können sich diese Infektionen ausbreiten und septisch werden.

6. Massive Hämaturie:
Große Blutmengen im Urin, die oft durch Tumore, Traumata oder Infektionen verursacht werden, können zu einer Blockade der Harnwege führen.

7. Traumatische Blasenruptur:
Nach einem Trauma kann die Blase platzen, so dass Urin in die Bauch- oder Bauchhöhle austritt.

8. Priapismus:
Eine verlängerte und schmerzhafte Erektion, die nicht mit einer sexuellen Stimulation in Verbindung steht und häufig durch bestimmte Krankheiten wie Sichelzellenanämie, bestimmte Medikamente oder Venenprobleme verursacht wird. Priapismus erfordert eine schnelle Behandlung, um bleibende Schäden zu verhindern.

9. Verstopfung der Harnwege:
Tumore, Steine oder andere Erkrankungen können den Urinfluss blockieren, was zu akutem Nierenversagen oder anderen Komplikationen führen kann.

Urologische Notfälle sind vielfältig und können in verschiedenen Kontexten auftreten. Ein gründliches Verständnis dieser Situationen, verbunden mit einer angemessenen Ausbildung und einer engen Zusammenarbeit mit Urologen, ermöglicht es dem Gesundheitspersonal, die bestmögliche Versorgung zu bieten und schwere Komplikationen zu vermeiden. Schnelles Reagieren und Eingreifen ist oft der Schlüssel zu einem effektiven Umgang mit diesen Notfallsituationen.

Schnelle Bewertung und Entscheidungsfindung

Im medizinischen Bereich, insbesondere in der Urologie, kann eine schnelle Beurteilung und Entscheidung buchstäblich Leben retten oder irreversible Schäden verhindern. Notfallsituationen erfordern eine hohe Kompetenz, um ein Problem schnell zu erkennen, seinen Schweregrad einzuschätzen und die beste Vorgehensweise zu bestimmen.

1. Die Bedeutung des ersten Eindrucks:
Bei der Ankunft eines Patienten können sein allgemeines Erscheinungsbild, sein Gang, sein Schmerz- oder Angstniveau wertvolle Hinweise auf die Schwere seines Zustands geben.

2. Schnelle Erhebung der Vorgeschichte:
Zu wissen, ob ein Patient eine Vorgeschichte von urologischen Erkrankungen, Operationen oder Medikamenten hat, kann helfen, die Ursache eines Notfalls schnell zu finden.

3. Gezielte körperliche Untersuchung:
Je nachdem, wie der Patient sich präsentiert, kann eine gezielte Untersuchung, sei es das Abtasten des Bauches, die Untersuchung der Genitalien oder die Inspektion der Lendengegend, wichtige Informationen liefern.

4. Die sinnvolle Nutzung von Schnelldiagnosen:
Tests wie ein Urintest, Ultraschall oder eine Computertomographie (CT) können schnell entscheidende Informationen über Erkrankungen wie Hodentorsion, Nierenkoliken oder einen Blasenriss liefern.

5. Kommunikation mit anderen Angehörigen der Gesundheitsberufe:
Bei Unsicherheiten kann eine schnelle Konsultation mit einem Urologen oder einem anderen Spezialisten von

unschätzbarem Wert sein. Ein schneller Austausch kann zu der richtigen Entscheidung führen.

6. Kenntnis der Notfallprotokolle:
Jede Einrichtung hat Protokolle für den Umgang mit Notfällen. Wenn Sie diese auswendig kennen, ist eine schnelle und angemessene Reaktion gewährleistet.

7. Risikobewertung:
Manchmal ist die schnellste Entscheidung nicht die beste. Es **ist entscheidend,** die potenziellen Risiken einer Maßnahme gegen **die Vorteile** abzuwägen.

8. Die Berücksichtigung des Komforts und der Wünsche des Patienten:
Selbst in dringenden Situationen ist es wichtig, dass Sie bei der Entscheidungsfindung das Wohlbefinden des Patienten, seine Wünsche und Bedenken berücksichtigen.

9. Überprüfung nach der Intervention:
Nach jedem Notfall einen Moment Zeit zu nehmen, um die Situation zu analysieren, darüber nachzudenken, was gut gelaufen ist und was hätte anders gemacht werden können, hilft, sich für zukünftige Situationen zu verbessern.

Die schnelle Beurteilung und Entscheidungsfindung in der Urologie sind wesentliche Fähigkeiten, die durch Erfahrung, ständige Weiterbildung und enge Zusammenarbeit mit anderen Gesundheitsfachkräften verfeinert werden. Urologische Notfälle erfordern aufgrund ihrer Natur eine ständige Reaktionsfähigkeit und Gründlichkeit, um Patienten in Not die bestmögliche Versorgung zu bieten.

Zusammenarbeit mit den Notfallteams

Die Urologie kann, wie auch andere medizinische Disziplinen, Notfalleingriffe erfordern. In diesen kritischen Momenten ist die Zusammenarbeit zwischen dem Pflegepersonal der Urologie und den Notfallteams von größter Bedeutung, um eine schnelle, effiziente und sichere Behandlung des Patienten zu gewährleisten. Es handelt sich um ein komplexes medizinisches Ballett, bei dem jeder Akteur eine entscheidende Rolle spielt.

1. Gegenseitige Anerkennung von Kompetenzen:
Die Notfallteams haben eine spezielle Ausbildung, um schnell auf unvorhergesehene und ernste Situationen reagieren zu können. Urologische Krankenschwestern und -pfleger verfügen über ein hohes Maß an Fachwissen über urologische Erkrankungen. Die Anerkennung und der Respekt der Kompetenzen jedes Einzelnen fördert eine harmonische Zusammenarbeit.

2. Klare und prägnante Kommunikation:
In einer Notfallsituation ist Zeit kostbar. Die klare und schnelle Übermittlung wichtiger Informationen vermeidet Fehler und Verzögerungen.

3. Vorgefertigte Protokolle:
Es sollten Protokolle für urologische Notfälle erstellt und regelmäßig überprüft werden. Diese Leitfäden bieten eine klare Vorgehensweise, verringern die Unsicherheit und beschleunigen die Entscheidungsfindung.

4. Gemeinsame Simulationen und Schulungen:
Die Durchführung von Simulationen urologischer Notfälle mit den Notfallteams ermöglicht es, Protokolle zu testen und zu verfeinern und gleichzeitig die Zusammenarbeit zu stärken.

5. Benannte Kontaktstellen:
Wenn in jedem Team bestimmte Personen für die Kommunikation zuständig sind, erleichtert dies den Austausch von Informationen und reduziert Missverständnisse.

6. Feedback nach der Intervention:
Nach einem Notfalleinsatz kann eine Nachbesprechung mit allen beteiligten Parteien helfen, Erfolge und Verbesserungsbereiche zu identifizieren.

7. Verständnis der Ausrüstung:
Die Vertrautheit mit der Ausrüstung, die von jedem Team verwendet wird (ob es sich nun um urologische Werkzeuge oder Notfallausrüstung handelt), erleichtert die Zusammenarbeit in Notfallsituationen.

8. Respekt für Rollen und Verantwortlichkeiten:
Jedes Mitglied des Teams, ob Urologiepfleger, Notarzt oder Medizintechniker, hat eine spezifische Rolle zu spielen. Diese Rollen zu verstehen und zu respektieren, gewährleistet einen reibungslosen Ablauf der Interventionen.

9. Emotionale und psychologische Unterstützung:
Notfallsituationen sind stressig. Das Angebot gegenseitiger emotionaler und psychologischer Unterstützung stärkt die Bindung zwischen den Teams und verbessert die berufliche Resilienz.

Die Zusammenarbeit zwischen urologischem Pflegepersonal und Notfallteams ist von entscheidender Bedeutung für die Sicherheit und das Wohlergehen der Patienten. Diese Zusammenarbeit, die auf gegenseitigem Respekt, effektiver Kommunikation und gemeinsamer Ausbildung beruht, kann bei einem urologischen Notfall über Leben und Tod entscheiden.

Kapitel 13 :
FORSCHUNG IN DER UROLOGIE

Die Bedeutung der Forschung
klinisch und grundlegend

Wie alle medizinischen Disziplinen entwickelt sich auch die Urologie dank der Fortschritte in der Forschung ständig weiter. Ob es sich nun um ein tieferes Verständnis der zugrunde liegenden Mechanismen von Krankheiten oder um die Entwicklung neuer therapeutischer Ansätze handelt, die Forschung ist eine zentrale Säule des medizinischen Fortschritts. Zwei Hauptzweige, die klinische Forschung und die Grundlagenforschung, leiten diese Entwicklung, jeder mit seiner eigenen Bedeutung.

1. Grundlagenforschung: Erforschung der Grundlagen des Wissens
   * **Definition: Die Grundlagenforschung:** Die Grundlagenforschung befasst sich mit den elementaren Mechanismen natürlicher Phänomene. In der Urologie befasst sie sich mit Themen wie Genetik, Molekularbiologie und Physiologie des Harnsystems.
   * **Bedeutung:** Diese Forschung schafft die theoretischen Grundlagen, die letztendlich zu medizinischen Innovationen führen werden. Zum Beispiel kann das Verständnis der molekularen Mechanismen der Entstehung von Blasenkrebs den Weg für gezielte Behandlungen ebnen.
2. Klinische Forschung: von der Theorie zur Praxis
   * **Definition: Die klinische Forschung:** Die klinische Forschung bewertet die Wirksamkeit und Sicherheit von neuen Interventionen, seien es Medikamente,

chirurgische Verfahren oder medizinische Geräte, bei Patienten.

- **Bedeutung:** Sie ermöglicht die Einführung von Innovationen in die klinische Praxis und stellt sicher, dass diese Innovationen sowohl sicher als auch wirksam sind. Beispielsweise könnte ein neues Medikament zur Behandlung von Inkontinenz in klinischen Studien getestet werden, bevor es allgemein eingeführt wird.

3. Synergie zwischen Grundlagen und Klinik
    - Entdeckungen in der Grundlagenforschung inspirieren häufig neue klinische Ansätze. Umgekehrt können die in der Klinik festgestellten Probleme die in der Grundlagenforschung gestellten Fragen lenken.

4. Auswirkungen auf das Patientenmanagement
    - Dank der Forschung werden die Behandlungsprotokolle effizienter, z.B. durch die Reduzierung von Nebenwirkungen oder der Dauer des Krankenhausaufenthalts.

5. Einfluss auf die Gesundheitspolitik
    - Die Ergebnisse der Forschung können die offiziellen medizinischen Empfehlungen und die Entscheidungen über die Kostenerstattung für Behandlungen beeinflussen.

6. Bildung und Erziehung
    - Die Forschung hält die Angehörigen der Gesundheitsberufe auf dem neuesten Stand des Wissens und stellt sicher, dass die Patienten von den neuesten Entwicklungen profitieren.

7. Ermutigung zur Innovation
    - Die Forschung schafft ein stimulierendes Umfeld, das Innovationen fördert und oft die klügsten Köpfe in diesem Bereich anzieht.

Die Urologie wird durch die klinische und Grundlagenforschung unterstützt und entwickelt sich weiter, um den Bedürfnissen der Patienten gerecht zu werden. Diese beiden Forschungszweige sind trotz ihrer unterschiedlichen Ansätze untrennbar miteinander verbunden und gemeinsam für die medizinischen Fortschritte verantwortlich, die wir heute beobachten können. Sie symbolisieren das fortwährende Engagement der medizinischen Gemeinschaft für die Verbesserung der Lebensqualität der Patienten.

Teilnahme an Studien und klinische Studien

Die Teilnahme an klinischen Studien und Versuchen ist ein wesentliches Element für die Weiterentwicklung der Medizin und insbesondere des Fachgebiets Urologie. Für die Angehörigen der Gesundheitsberufe bedeutet die Teilnahme an solchen Studien nicht nur, dass sie zur Weiterentwicklung ihres Fachgebiets beitragen, sondern auch, dass sie mit aktuellem Wissen und aktuellen Techniken eine optimale Versorgung der Patienten gewährleisten. Hier finden Sie eine detaillierte Beschreibung dieses Prozesses.

1. Verständnis von klinischen Studien :
   * **Was ist eine klinische Studie?** Eine klinische Studie ist eine Untersuchung am Menschen, um die Wirksamkeit und Sicherheit einer neuen Behandlung, einer neuen chirurgischen Technik oder eines medizinischen Geräts zu bewerten.
   * **Phasen klinischer Studien:** Die Studien werden im Allgemeinen in verschiedene Phasen (I bis IV) eingeteilt, die jeweils ein spezifisches Ziel haben, von der Sicherheit einer neuen Behandlung bis zu ihrer Wirksamkeit im Vergleich zu den aktuellen Standards.
2. Motivationen für die Teilnahme :
   * **Beitrag zur Wissenschaft:** Die Teilnahme an klinischen Studien ermöglicht es Ihnen, aktiv zum Fortschritt der Medizin beizutragen.

- **Zugang zu neuen Behandlungen :** Patienten, die an klinischen Studien teilnehmen, können von innovativen Behandlungen profitieren, die für die Allgemeinheit noch nicht verfügbar sind.
- **Weiterbildung:** Für Angehörige der Gesundheitsberufe stellt dieses Studium eine Möglichkeit der Weiterbildung dar, die es ihnen ermöglicht, auf dem neuesten Stand ihres Fachgebiets zu bleiben.

3. Wie können Sie sich beteiligen?

- **Ausbildung und Zertifizierung:** Vor der Teilnahme an einer klinischen Prüfung müssen die Angehörigen der Gesundheitsberufe häufig eine spezielle Ausbildung absolvieren und eine Zertifizierung erwerben.
- **Suche nach Möglichkeiten:** Berufsverbände, Universitäten, Krankenhäuser und Pharmaunternehmen sind gute Quellen, um Studien zu finden, die für das eigene Fachgebiet relevant sind.

4. Ethische Erwägungen :

- **Informierte Zustimmung:** Es ist entscheidend, sicherzustellen, dass alle Teilnehmer (insbesondere die Patienten) die Risiken und Vorteile der Studie vollständig verstehen und ihre Zustimmung in Kenntnis der Sachlage erteilen.
- **Vertraulichkeit:** Der Schutz der persönlichen Daten der Teilnehmer ist von größter Bedeutung.

5. Multidisziplinäre Zusammenarbeit :

- **Teamarbeit:** Klinische Studien sind oft eine gemeinsame Anstrengung mehrerer Fachleute: Urologen, Krankenschwestern, Forscher, Biostatistiker usw. Die meisten von ihnen sind in der Lage, die Ergebnisse zu beurteilen. Diese Zusammenarbeit ist für den Erfolg der Studie von entscheidender Bedeutung.

6. Analyse und Veröffentlichung :

- **Ergebnisse teilen: Nach** Abschluss der Studie ist es wichtig, die Daten zu analysieren und zu veröffentlichen, damit die medizinische Gemeinschaft davon profitieren kann.

Die Teilnahme an Studien und klinischen Versuchen in der Urologie ist eine Verantwortung und ein Privileg. Dies ermöglicht es medizinischem Fachpersonal, an der Spitze der Forschung zu stehen, ihren Patienten die bestmögliche Versorgung zu bieten und aktiv zur Entwicklung der Medizin beizutragen. Diese Teilnahme erfordert jedoch Strenge, Integrität und ein starkes Engagement für die medizinische Ethik.

Wie man über die neuesten Entwicklungen in der urologischen Forschung auf dem Laufenden bleibt

In einem so dynamischen Fach wie der Urologie gibt es ständig Fortschritte in Forschung und Behandlung. Für die Angehörigen der Gesundheitsberufe ist es von entscheidender Bedeutung, über diese Fortschritte auf dem Laufenden zu bleiben, um eine optimale Versorgung ihrer Patienten zu gewährleisten. Hier erfahren Sie, wie Sie dies erreichen können.

1. Abonnements von medizinischen Fachzeitschriften :
   * **Führende Zeitschriften:** Publikationen wie "The Journal of Urology", "European Urology" oder "BJU International" veröffentlichen regelmäßig Artikel über die neuesten Forschungsergebnisse in der Urologie.
   * **Online-Zugang:** Viele Zeitungen bieten jetzt einen digitalen Zugang an, der eine einfachere und regelmäßige Konsultation der neuesten Artikel ermöglicht.

2. Teilnahme an Kongressen und Konferenzen :
- **Jährliche Treffen:** Nationale und internationale Kongresse, wie die von der American Urological Association oder der European Society of Urology organisierten, sind eine ausgezeichnete Gelegenheit, sich über die neuesten Entwicklungen zu informieren, Vorträge zu hören und mit Experten zu sprechen.
- **Workshops und Seminare:** Diese kleineren Veranstaltungen bieten oft eine spezialisiertere und gezieltere Ausbildung zu bestimmten Themen.

3. Weiterbildung und Zertifizierungen :
- Die Fortbildungsprogramme sind so konzipiert, dass sie die Kenntnisse und Fähigkeiten des Fachpersonals auf den neuesten Stand bringen. Sie können ein breites Spektrum an Themen abdecken, von neuen chirurgischen Techniken bis hin zu Fortschritten in der Diagnostik.

4. Zusammenarbeit mit Forschungseinrichtungen :
- Durch die enge Zusammenarbeit mit Universitäten oder Forschungszentren können Fachleute über laufende Forschungsprojekte und aufkommende Ergebnisse auf dem Laufenden bleiben.

5. Nutzung von Online-Plattformen :
- **Akademische Ressourcen:** Plattformen wie PubMed bieten Zugang zu einer umfangreichen Bibliothek mit medizinischen Artikeln.
- Fachforen: Fachforen und -gruppen, die oft über Berufsverbände zugänglich sind, bieten die Möglichkeit, sich über aktuelle Studien und klinische Erfahrungen auszutauschen.

6. Networking mit Kollegen :
- Der regelmäßige Austausch mit urologischen Kollegen kann wertvolle Informationen liefern, insbesondere über laufende Studien oder innovative Techniken.

7. Sich selbst in der Suche engagieren :
- Durch die aktive Teilnahme an der Forschung können Urologen nicht nur zur Weiterentwicklung des

Fachgebiets beitragen, sondern auch über aktuelle Trends auf dem Laufenden bleiben.

8. Soziale Medien nutzen :
- Immer mehr Angehörige der Gesundheitsberufe nutzen Plattformen wie Twitter, um die neuesten Veröffentlichungen und Innovationen in der Medizin zu teilen und zu diskutieren.

Um über die neuesten Entwicklungen in der urologischen Forschung auf dem Laufenden zu bleiben, bedarf es eines ständigen Engagements und aktiver Neugier. Dies ist eine wesentliche Investition für jeden Fachmann, der seinen Patienten die beste Versorgung bieten und zur Entwicklung seines Fachgebiets beitragen möchte.

Kapitel 14 :
PRÄVENTION
UND BILDUNG IN DER UROLOGIE

Präventionsprogramme
Urologische Erkrankungen

Die Prävention von urologischen Erkrankungen ist ein wichtiges Anliegen der öffentlichen Gesundheit. Diese Programme zielen darauf ab, die Inzidenz bestimmter Erkrankungen zu reduzieren, die Früherkennung zu verbessern und gesunde Lebensgewohnheiten zu fördern, um die Gesundheit der Harnwege zu erhalten. Es folgt ein Überblick über die wichtigsten Initiativen und Ansätze der Präventionsprogramme.

1. Bildung und Bewusstsein :
   * **Aufklärungsworkshops:** Diese **Workshops werden** in Krankenhäusern, Schulen oder in der Gemeinde organisiert und behandeln die Grundlagen der Anatomie und Physiologie der Harnwege sowie Risikoverhaltensweisen.
   * **Medienkampagnen:** Durch Fernsehen, Radio, Internet und Printmedien wird die Öffentlichkeit auf die Bedeutung von Vorsorgeuntersuchungen und Prävention aufmerksam gemacht.
2. Förderung der Gesundheit der Harnwege :
   * **Hydratation:** Ausreichend Wasser zu trinken ist für die Gesundheit der Nieren und die Vermeidung von Harnwegsinfektionen von entscheidender Bedeutung.
   * **Ernährungsgewohnheiten:** Eine ausgewogene, salzarme und ballaststoffreiche Ernährung hilft, Nierensteinen und anderen urologischen Erkrankungen vorzubeugen.

- **Regelmäßige Bewegung:** Fördert eine gute Blutzirkulation, die für die Gesundheit der Nieren wichtig ist.

3. Früherkennung :
- **Regelmäßige Untersuchungen:** Die jährlichen Kontrollen beim Arzt können Urintests umfassen, um frühe Anzeichen von Krankheiten zu erkennen.
- **Selbstuntersuchung:** Insbesondere bei Männern kann die Kenntnis der Techniken zur Selbstuntersuchung des Hodens helfen, frühe Anzeichen von Krebs zu erkennen.

4. Reduzierung der Risikofaktoren :
- **Bekämpfung des Rauchens:** Rauchen ist ein Risikofaktor für viele urologische Erkrankungen, insbesondere für Blasenkrebs.
- **Einschränkung des Alkoholkonsums:** Übermäßiger Alkoholkonsum kann das Risiko von Nierenerkrankungen erhöhen.

5. Förderung der sexuellen Gesundheit :
- **Verwendung von Schutzkleidung :** Das Tragen von Kondomen reduziert das Risiko von Infektionen und sexuell übertragbaren Krankheiten, die das Harnsystem betreffen können.
- **Sexualerziehung: Die** Lehrpläne der Schulen und der Gemeinden behandeln die Prävention von **sexuell übertragbaren Krankheiten** und die urologische Gesundheit.

6. Ausbildung von Gesundheitsfachkräften :
- Ärzte, Krankenpfleger und andere Angehörige der Gesundheitsberufe werden kontinuierlich geschult, um mit den besten Präventionsmethoden Schritt zu halten.

7. Partnerschaften und Zusammenarbeit :
- Die Zusammenarbeit zwischen Krankenhäusern, Kliniken, Bildungseinrichtungen, NGOs und Regierungen ist für die Entwicklung und Umsetzung

effektiver Präventionsprogramme von entscheidender Bedeutung.

8. Forschung und Innovation :
- Studien und Forschung informieren weiterhin über die besten Praktiken zur Prävention und können zu neuen Ansätzen oder Technologien führen, um urologische Erkrankungen zu antizipieren und zu behandeln.

Prävention ist oft der erste Schritt zu einem gesunden urologischen System. Durch eine Kombination aus Aufklärung, Screening, Förderung gesunder Verhaltensweisen und Berufsausbildung spielen Programme zur Prävention urologischer Erkrankungen eine entscheidende Rolle bei der Reduzierung der Inzidenz und der Auswirkungen dieser Erkrankungen.

Aufklärung der Patienten über gesunde Lebensweise und Risikoverhalten

Die Vorbeugung und Behandlung von urologischen Erkrankungen erfordert nicht nur eine angemessene medizinische Versorgung, sondern auch die Aufklärung der Patienten über Verhaltensweisen, die sie annehmen oder vermeiden sollten. Die Aufklärung der Patienten über die Bedeutung eines gesunden Lebensstils kann das Risiko von Erkrankungen erheblich reduzieren und zu einer besseren Lebensqualität führen.

1. Die Bedeutung der Hydratation :
Wasser ist für eine optimale Funktion der Nieren unerlässlich. Es hilft, Abfallstoffe und Toxine aus dem Körper zu entfernen und beugt so der Bildung von Nierensteinen und Harnwegsinfektionen vor.
- **Tipp: Empfehlen** Sie den Patienten, mindestens 1,5 bis 2 Liter Wasser pro Tag zu trinken, bei großer Hitze oder intensiver körperlicher Betätigung sogar mehr.

2. Eine ausgewogene Ernährung :
Bestimmte Nahrungsmittel können die urologische Gesundheit beeinflussen.

- **Tipp:** Eine ballaststoffreiche Ernährung mit wenig Salz und tierischem Eiweiß kann das Risiko von Nierensteinen verringern. Obst und Gemüse sind eine gute Quelle für Antioxidantien, die der Blase gut tun.

3. Bekämpfung des Rauchens :
Rauchen kann das Risiko für urologische Krebserkrankungen erhöhen, insbesondere für Blasenkrebs.

- **Tipp:** Ermutigen Sie rauchende Patienten, an Programmen zur Raucherentwöhnung teilzunehmen und informieren Sie sie über die mit dem Tabakkonsum verbundenen Risiken.

4. Sexuelle Gesundheit :
Sexuell übertragbare Infektionen können das urologische System beeinträchtigen.

- **Tipp: Empfehlen** Sie die Verwendung von Schutzkleidung beim Geschlechtsverkehr und empfehlen Sie regelmäßige Tests für sexuell aktive Personen.

5. Körperliche Aktivität :
Regelmäßiges Training fördert eine gute Durchblutung, was den Nieren zugute kommt, und beugt Fettleibigkeit vor, die ein Risikofaktor für verschiedene urologische Erkrankungen ist.

- **Tipp:** Ermutigen Sie die Patienten, eine Routine der körperlichen Aktivität zu integrieren, die ihrem Zustand und ihren Bedürfnissen entspricht.

6. Einschränkung des Alkoholkonsums :
Alkohol kann die Nieren belasten und das Risiko von Nierenerkrankungen erhöhen.

- **Rat:** Informieren Sie über die empfohlenen Grenzwerte für Alkoholkonsum und raten Sie zu mäßigem Alkoholkonsum.

7. Vermeidung von Verstopfung :
Chronische Verstopfung kann den Druck im Becken erhöhen und die Blase beeinträchtigen.

- **Tipp: Empfehlen Sie** eine ballaststoffreiche Ernährung und eine ausreichende Flüssigkeitszufuhr, um Verstopfung vorzubeugen.

Die Aufklärung der Patienten ist eine zentrale Aufgabe des urologischen Pflegepersonals. Durch die Bereitstellung klarer Informationen und den Aufbau eines offenen Dialogs kann die Pflegekraft den Patienten helfen, informierte Entscheidungen über ihre Gesundheit zu treffen und Verhaltensweisen anzunehmen, die der Prävention von urologischen Erkrankungen förderlich sind.

Die Rolle des Krankenpflegers als Erzieher und Berater

Der Krankenpfleger in der Urologie ist nicht nur ein Gesundheitsfachmann, der Pflegeleistungen erbringt, sondern auch ein Erzieher und Berater für seine Patienten. Diese Doppelfunktion macht ihn zu einem zentralen Pfeiler in der ganzheitlichen Pflege, sowohl in kurativer als auch in präventiver Hinsicht.

1. Der Erzieher im Dienste der Prävention :
Das alte Sprichwort "Vorbeugen ist besser als Heilen" kommt in der Rolle des Krankenpflegers voll zum Tragen.

- **Aufklärung: Die Aufklärung** der Patienten über die Risiken, die mit bestimmten Verhaltensweisen wie Rauchen oder schlechter Ernährung verbunden sind, ist für die Prävention urologischer Erkrankungen von entscheidender Bedeutung.
- **Ausbildung:** Der Krankenpfleger unterrichtet die Patienten auch in der Verabreichung bestimmter

Medikamente, in der Selbstmessung oder in der postoperativen Wundversorgung.

- **Lernen:** Durch Workshops, Broschüren oder Diskussionen gibt der Krankenpfleger den Patienten die Werkzeuge an die Hand, um ihre Erkrankung und die damit verbundene Behandlung zu verstehen.

2. Der Berater, der seinen Patienten zuhört :
Der Krankenpfleger ist oft der erste Ansprechpartner für Patienten. Seine Nähe zu den Patienten macht ihn zu einem bevorzugten Berater.

- **Emotionale Begleitung:** Angesichts einer Krankheit oder eines chirurgischen Eingriffs können Patienten Angst oder Unsicherheit empfinden. Der Krankenpfleger beruhigt sie, hört ihnen zu und bietet ihnen psychologische Unterstützung.
- **Orientierung:** Innerhalb des Behandlungspfades leitet die Pflegekraft die Patienten an, verweist sie an die richtigen Ansprechpartner oder hilft ihnen bei der Vorbereitung des nächsten Schrittes ihrer Behandlung.
- **Mediation:** Wenn ein Patient Bedenken hinsichtlich seiner Behandlung hat, kann die Krankenschwester zwischen ihm und dem Arzt vermitteln, um bestimmte Punkte zu klären oder die Behandlung gegebenenfalls anzupassen.

3. Eine Rolle der Aktualisierung und Anpassung :
Die Medizin entwickelt sich ständig weiter und mit ihr auch die besten Praktiken.

- **Weiterbildung:** Um ein guter Erzieher zu sein, muss der Krankenpfleger selbst regelmäßig weitergebildet werden. Er informiert sich über neue medizinische Fortschritte, neue Behandlungen und neue Techniken, um sie besser an seine Patienten weitergeben zu können.

- **Persönliche Beratung:** Jeder Patient ist einzigartig, und die Pflegekraft passt ihre Beratung an die Bedürfnisse, Bedenken und den Hintergrund jedes Einzelnen an.

Die Krankenschwester spielt eine wesentliche Rolle als Erzieher und Berater. Seine Doppelfunktion ermöglicht es ihm, die Kluft zwischen der medizinischen Theorie und der täglichen Realität der Patienten zu überbrücken. Durch die Vermittlung von Wissen, aufmerksames Zuhören und persönliche Anleitung fördert er ein besseres Verständnis, eine bessere Einhaltung der Behandlung und letztendlich eine bessere Gesundheit seiner Patienten.

Kapitel 15 :
AUFKOMMENDE TECHNOLOGIEN
IN DER UROLOGIE

Innovationen in der Diagnostik

Die Urologie profitiert, wie viele andere medizinische Fachgebiete auch, von ständigen Innovationen, die die Genauigkeit der Diagnosen verbessern, Schmerzen und Unannehmlichkeiten für die Patienten reduzieren und die Genesungszeiten beschleunigen. Hier ein Überblick über die wichtigsten Fortschritte bei der Diagnose in der Urologie :

1. Fortgeschrittene medizinische Bildgebung :
   - **Multiparametrische MRT:** Diese Technik ermöglicht eine genauere Beurteilung verdächtiger Läsionen, insbesondere bei der Diagnose von Prostatakrebs. Sie kombiniert verschiedene MRT-Sequenzen, um ein detailliertes Bild des Gewebes zu erhalten.
   - **Tomosynthese:** Diese Technologie ist eine Weiterentwicklung des klassischen CT-Scans und erzeugt 3D-Bilder des Zielgebiets, die eine bessere Visualisierung der urologischen Strukturen ermöglichen.
2. Biomarker und Gentests :
   - **Fortgeschrittene Urintests:** Über die Standardurinanalyse hinaus können nun auch ausgefeiltere Tests spezifische Biomarker für bestimmte urologische Erkrankungen nachweisen.
   - **Genomsequenzierung:** Der Nachweis von Genmutationen ermöglicht es, das Risiko für bestimmte urologische Erkrankungen vorherzusagen

und die Überwachung und Behandlung entsprechend anzupassen.

3. Verbesserte Zystoskopie :

- **Fluoreszenz-Zystoskopie:** Hierbei werden spezielle Wirkstoffe verwendet, die Blasentumore unter blauem Licht "fluoreszieren" lassen, wodurch die Läsionen besser sichtbar werden und die Erkennung verbessert wird.

- **Virtuelle Zystoskopie:** Anstatt ein Zystoskop in die Blase einzuführen, werden bei dieser Methode CT-Scanner verwendet, um 3D-Bilder vom Inneren der Blase zu erstellen.

4. Geführte Biopsien :

- **Fusionsbiopsien:** Bei der Diagnose von Prostatakrebs kombiniert diese Technik die Bilder von MRT und Ultraschall, um die Biopsie mit größerer Genauigkeit zu steuern und gezielt auf verdächtige Bereiche zu zielen.

5. Innovative Ultraschalltechniken :

- **Elastographischer Ultraschall:** Diese Methode bewertet die Steifheit des Gewebes, was bei der Unterscheidung zwischen normalem Gewebe und Tumoren hilfreich sein kann.

- **Farbdoppler-Sonografie:** Sie bewertet den Blutfluss und ist nützlich für die Untersuchung von Tumoren und anderen Läsionen, die unterschiedliche vaskuläre Merkmale aufweisen können.

6. Künstliche Intelligenz (KI) und Telemedizin :

- **KI-basierte Systeme:** Diese Systeme können bei der schnellen Analyse großer Datenmengen, wie z.B. medizinischer Bilder, helfen, um Anomalien zu identifizieren.

- **Fernkonsultationen:** Telemedizin ermöglicht es, Patienten zu beurteilen, zu diagnostizieren und sogar zu überwachen, ohne dass häufige physische Besuche erforderlich sind.

Innovationen in der urologischen Diagnostik stehen an der Spitze der modernen medizinischen Versorgung. Sie tragen nicht nur zu einer höheren Genauigkeit bei der Erkennung von Krankheiten bei, sondern auch zu einer besseren Erfahrung für den Patienten. Für urologisches Fachpersonal ist es von entscheidender Bedeutung, sich über diese Entwicklungen auf dem Laufenden zu halten, um ihren Patienten die bestmögliche Versorgung zu bieten.

Neue chirurgische Techniken und minimal-invasive Eingriffe

Die Urologie als medizinische Disziplin hat in den letzten Jahrzehnten enorme Fortschritte gemacht, wobei ein deutlicher Trend zu weniger invasiven Verfahren zu verzeichnen ist. Diese Methoden sind schonender für den Patienten und versprechen schnellere Erholungszeiten, weniger Schmerzen und geringere Narbenbildung.

1. Robotergestützte Chirurgie :
   - **Da Vinci Surgical System:** Die wahrscheinlich bekannteste Roboterplattform, die es Chirurgen ermöglicht, Eingriffe mit außergewöhnlicher Präzision durchzuführen und dabei eine vergrößerte dreidimensionale Sicht auf das Operationsfeld zu erhalten. Es wird häufig für Prostatektomien, Nephrektomien und andere urologische Eingriffe verwendet.
2. Ablative Therapien :
   - **Radiofrequenzablation (RFA):** Bei dieser Technik werden elektrische Wellen verwendet, um das Tumorgewebe zu erhitzen und zu zerstören, hauptsächlich zur Behandlung kleinerer Nierenkarzinome.
   - **Kryoablation:** Sie nutzt extrem niedrige Temperaturen, um Tumore einzufrieren und zu

zerstören, und wird auch zur Behandlung bestimmter Nierentumore eingesetzt.

3. Flexible Ureteroskopie :

- **Laser-Lithotripsie:** Mit Hilfe eines flexiblen Ureteroskops kann der Chirurg die Nierensteine mit einem Laser erreichen und behandeln, wobei die Steine zertrümmert werden, um ihre natürliche Entfernung oder Extraktion zu ermöglichen.

4. Neuromodulation der Sakralwurzeln :

- Bei dieser Methode werden bestimmte Formen der Harninkontinenz behandelt, indem über ein kleines implantiertes Gerät leichte elektrische Signale an die Nerven der Blase gesendet werden.

5. Endoskopische Chirurgie :

- **TURP (Transurethrale Resektion der Prostata) :** Eine endoskopische Technik, mit der der Teil der Prostata entfernt wird, der den Harnfluss behindert. Eine neuere Variante verwendet Laser, die als Prostata-Laser-Vaporisation bezeichnet wird.

- **TURBT (Transurethrale Resektion von Blasentumoren) :** Zur endoskopischen Entfernung von Blasentumoren.

6. Laparoskopische Chirurgie :

- Diese Technik, bei der kleine Inzisionen und spezielle Instrumente verwendet werden, ist bei vielen Eingriffen üblich, einschließlich der Nephrektomie (Entfernung der Niere) und der Pyeloplastie (Reparatur des Nierenbeckens).

7. Injektionsmittel :

- **Botulinumtoxin (Botox):** Wird in die Blase injiziert und kann bei der Behandlung bestimmter Arten von Harninkontinenz helfen.

- **Füllstoffe: Sie** werden zur Behandlung von Stressharninkontinenz eingesetzt und wirken, indem sie das Gewebe um die Harnröhre "aufblähen".

Die minimalinvasive Chirurgie in der Urologie entwickelt sich ständig weiter und bietet den Patienten sicherere und effektivere Behandlungsmöglichkeiten. Durch die Minimierung des chirurgischen Traumas führen diese Techniken häufig zu einer schnelleren Genesung, weniger Komplikationen und verbesserten kosmetischen Ergebnissen. Für das medizinische Fachpersonal ist es von entscheidender Bedeutung, sich über diese Innovationen auf dem Laufenden zu halten, um ihren Patienten die besten Behandlungsmöglichkeiten zu bieten.

Die Auswirkungen der Telemedizin in der Urologie

Die Telemedizin, die den Einsatz von Digital- und Kommunikationstechnologien für die medizinische Fernbehandlung umfasst, hat begonnen, viele medizinische Bereiche neu zu gestalten, und die Urologie ist davon nicht ausgenommen. Mit der Verbesserung der Technologie und der zunehmenden Akzeptanz der virtuellen Pflege durch die Patienten erlebt die Urologie eine Revolution in der Art und Weise, wie sie mit den Patienten interagiert und Pflegeleistungen erbringt.

1. Erweiterter Zugang zur Gesundheitsversorgung :
   - **Fernbehandlung:** Patienten, die in abgelegenen Gebieten leben und möglicherweise nicht ohne weiteres Zugang zu einem Urologen haben, können nun eine Beratung erhalten, ohne weite Strecken zurücklegen zu müssen.
   - **Verkürzung der Wartezeiten :** Virtuelle Termine können oft schneller angesetzt werden als persönliche Konsultationen, so dass die Bearbeitungszeiten verkürzt werden.

2. Verbesserte Patientenbetreuung :
- **Heimmonitoring:** Einige Geräte ermöglichen die Messung und Übertragung von Urin- oder Nierendaten aus der Ferne, so dass die Patienten in Echtzeit überwacht werden können.
- **Erleichterte Kommunikation:** Die Telemedizin bietet nahtlosere Kommunikationskanäle, so dass Patienten zwischen den Terminen Fragen stellen oder Bedenken äußern können.

3. Kostensenkung :
- **Geringere Transportkosten:** Weniger Reisen bedeuten geringere Kosten für die Patienten.
- **Optimierung der Krankenhausressourcen:** Indem bestimmte Fälle aus der Ferne behandelt werden, können Krankenhäuser ihre Ressourcen für Fälle reservieren, die unbedingt eine physische Präsenz erfordern.

4. Bildung und Ausbildung :
- **Webinare und Online-Schulungen:** Urologen können sich weiterbilden und sich über die neuesten Entwicklungen auf dem Laufenden halten, ohne ihre Praxis verlassen zu müssen.
- **Kollaborative Konsultationen:** Fachleute können in Echtzeit mit Spezialisten aus der ganzen Welt zusammenarbeiten, um komplexe Fälle zu besprechen.

5. Herausforderungen und Bedenken :
- **Vertraulichkeit und Sicherheit:** Die Online-Übertragung sensibler medizinischer Daten wirft Bedenken hinsichtlich der Vertraulichkeit und Sicherheit der Daten auf.
- **Grenzen der körperlichen Untersuchung:** Einige Aspekte der Urologie erfordern eine gründliche körperliche Untersuchung, die möglicherweise nur eingeschränkt oder gar nicht aus der Ferne durchgeführt werden kann.

6. Patientenergebnisse und Zufriedenheit :

  • **Akzeptanz durch die Patienten :** Viele haben festgestellt, dass die Telemedizin in der Urologie aufgrund ihrer Bequemlichkeit und Zugänglichkeit eine verbesserte Patientenerfahrung bietet.

  • **Qualität der Versorgung:** Erste Studien deuten darauf hin, dass die Qualität der telemedizinischen Versorgung vergleichbar ist mit der von persönlichen Konsultationen, obwohl weitere Untersuchungen erforderlich sind.

Das Aufkommen der Telemedizin hat zu einem bemerkenswerten Wandel in der urologischen Versorgung geführt. Obwohl sie viele Vorteile bietet, ist es wichtig, mit Vorsicht zu navigieren, um sicherzustellen, dass die Qualität der Versorgung im Vordergrund steht. Mit dem Fortschritt der Technologie und der Anpassung der Gesundheitssysteme wird sich die Telemedizin in der Urologie wahrscheinlich weiterentwickeln und spannende Möglichkeiten zur Verbesserung des Zugangs zur Pflege und der Patientenzufriedenheit bieten.

Kapitel 16 :
DIE HERAUSFORDERUNGEN UND AUSZEICHNUNGEN FÜR DEN BERUF

Emotionale und physische Herausforderungen des Berufsstandes

Die Arbeit als Krankenpfleger in der Urologie kann sehr befriedigend sein und bietet die Möglichkeit, die Lebensqualität vieler Patienten zu verbessern und ihnen Erleichterung zu verschaffen. Wie alle medizinischen Berufe ist sie jedoch auch mit emotionalen und körperlichen Herausforderungen verbunden.

1. Emotionale Herausforderungen :
  * **Konfrontation mit Leiden:** Urologisches Pflegepersonal behandelt häufig Patienten, die Schmerzen haben oder mit chronischen Krankheiten leben. Die tägliche Konfrontation mit diesem Leiden kann die Moral stark belasten.
  * Die **Auswirkungen von Diagnosen:** Einen Patienten über eine schwere Diagnose wie Krebs zu informieren, kann emotional belastend sein.
  * **Misserfolge bei der Behandlung:** Trotz aller Bemühungen scheitern einige Behandlungen oder führen nicht zu den erwarteten Ergebnissen, was sowohl für die Pflegekraft als auch für den Patienten enttäuschend sein kann.
  * **Entscheidungen am Lebensende:** Die Urologie kann, wie andere Fachgebiete auch, schwierige Entscheidungen über die Versorgung am Lebensende

125

oder die Ablehnung von Behandlungen mit sich bringen.

- **Der Umgang mit den Emotionen der Patienten :** Patienten können Angst, Wut oder Frustration empfinden, und die Pflegekraft muss oft mit diesen Emotionen umgehen, während sie die Pflege leistet.

2. Physische Herausforderungen :

- **Müdigkeit:** Lange Arbeitszeiten, Nachtschichten und Dauerarbeit können zu chronischer Müdigkeit führen.
- **Infektionsrisiko:** Trotz aller Vorsichtsmaßnahmen besteht bei der Arbeit im Krankenhaus immer ein Infektionsrisiko.
- **Körperhaltungen und sich wiederholende Bewegungen :** Die Unterstützung von Patienten beim Bewegen, Aufstehen oder Hinlegen kann den Rücken und die Gelenke belasten und möglicherweise zu Muskel-Skelett-Erkrankungen führen.
- **Notfallsituationen:** Die manchmal unvorhersehbare Natur der Urologie bedeutet, dass das Pflegepersonal bereit sein muss, schnell auf Notfallsituationen zu reagieren, was physisch und emotional anspruchsvoll sein kann.

3. Umgang mit Herausforderungen :

- **Weiterbildung:** Krankenpfleger können an Schulungen teilnehmen, um Techniken zur Stressbewältigung zu erlernen oder um ihre technischen Fähigkeiten zu verbessern.
- **Psychologische Unterstützung:** Krankenhäuser und Kliniken können psychologische Unterstützung anbieten, um Pflegekräften bei der Bewältigung von Stress und Burnout zu helfen.
- **Aufrechterhaltung eines Gleichgewichts zwischen Arbeit und Privatleben:** Es ist wichtig, dass die Krankenpfleger sich Zeit für sich selbst nehmen, um sich zu entspannen, Spaß zu haben und sich um ihr körperliches Wohlbefinden zu kümmern.

Krankenpfleger in der Urologie ist, wie in vielen anderen medizinischen Bereichen auch, ein Beruf, der sowohl emotional als auch physisch viel abverlangt. Diese Herausforderungen zu erkennen und anzugehen ist entscheidend, um das Wohlbefinden des Pflegepersonals zu erhalten und die bestmögliche Pflege für die Patienten zu gewährleisten.

Erfolge und befriedigende Momente

Der Beruf des Krankenpflegers in der Urologie bringt, wie in anderen medizinischen Bereichen aucheine Reihe von , Herausforderungen mit sich. Er bietet jedoch auch unzählige Momente des Erfolgs und der Dankbarkeit, die dunkle Tage erhellen und die Berufsangehörigen daran erinnern, warum sie diesen Weg gewählt haben.

1. Die Erleichterung für die Patienten :
   - **Verbesserung der Lebensqualität:** Die Unterstützung eines Patienten bei der Wiederherstellung einer normalen Harnfunktion, die Behandlung von Inkontinenz oder die Linderung von chronischen Schmerzen kann die Lebensqualität des Patienten erheblich verbessern.
   - **Die Rückkehr zur Normalität:** Zu sehen, wie sich ein Patient nach einem chirurgischen Eingriff erholt, seine täglichen Aktivitäten wieder aufnimmt und seine Unabhängigkeit zurückgewinnt, ist ein Moment des Glücks.
2. Positive Rückmeldungen von Patienten :
   - **Ausgesprochene Dankbarkeit:** Der aufrichtige Dank von Patienten und ihren Familien ist oft emotional und erinnert an die direkte Auswirkung der Rolle der Pflegekraft im Pflegeverlauf.
   - **Erfolgsgeschichten:** Wenn ein Patient Monate oder Jahre nach einer Behandlung zurückkehrt, um von

seinen Fortschritten und Erfolgen zu berichten, ist dies eine Erinnerung an die dauerhafte und bedeutende Rolle, die die Krankenschwester im Leben der Menschen spielt.

3. Teamarbeit :

- **Synergie in der Pflege: Die** enge Zusammenarbeit mit Urologen, Technikern, Pflegekräften und anderen Mitgliedern des medizinischen Teams und die daraus resultierende hervorragende Pflege ist äußerst befriedigend.

- Feierliche **Momente:** Ob es sich um die Genesung eines Patienten, einen Geburtstag oder sogar um festliche Momente im Team handelt, diese Momente stärken das Gefühl der Zugehörigkeit und erinnern an die Freuden des Berufs.

4. Der Einfluss von Weiterbildung :

- **Wissen teilen:** Das Wachstum und die Entwicklung jüngerer oder weniger erfahrener Kollegen durch Schulung oder Beratung mitzuerleben, kann ein Moment des Stolzes sein.

- **Anwendung neuer Techniken: Die** erfolgreiche Anwendung einer neuen Technik oder Behandlung, die in einer Schulung erlernt wurde, und die Beobachtung positiver Ergebnisse bei den Patienten ist sehr befriedigend.

Trotz langer Arbeitszeiten, emotionaler Herausforderungen und stressiger Situationen ist die Rolle des urologischen Pflegepersonals von Momenten des Erfolgs und der Dankbarkeit geprägt. Diese Momente erinnern an die lebenswichtige Bedeutung des Berufes und bieten eine ständige Motivation, sich weiterhin darum zu bemühen, jedem Patienten die bestmögliche Pflege zukommen zu lassen.

Tipps für ein Gleichgewicht zwischen Arbeit und Privatleben

In der anspruchsvollen Welt der Medizin und insbesondere der Urologie ist es für Krankenpfleger von entscheidender Bedeutung, ein Gleichgewicht zwischen ihrem Berufs- und Privatleben zu finden. Dieses Gleichgewicht ist nicht nur für die Erhaltung ihrer geistigen und körperlichen Gesundheit wichtig, sondern auch, um ihren Patienten die bestmögliche Versorgung zu bieten. Hier sind einige Tipps, wie Sie dieses Gleichgewicht erreichen können.

1. Klare Grenzen setzen :
   - **Arbeitszeiten:** Auch wenn der Beruf des Krankenpflegers oft mit langen Arbeitszeiten verbunden ist, ist es wichtig, klare Grenzen für die Arbeits- und Ruhezeiten zu setzen.
   - **Verfügbarkeit außerhalb der** Arbeit: Wenn möglich, vermeiden Sie es, Arbeit mit nach Hause zu nehmen oder ständig per Telefon oder E-Mail erreichbar zu sein.
2. Selbstfürsorge :
   - **Körperliche Betätigung:** Sport ist ein hervorragendes Mittel, um Stress abzubauen. Finden Sie eine Aktivität, die Ihnen Spaß macht und nehmen Sie sie regelmäßig in Ihren Tagesablauf auf.
   - **Meditation und Entspannung:** Diese Techniken können helfen, Stress zu bewältigen und einen Moment des inneren Friedens zu finden.
   - **Ausgewogene Ernährung:** Eine gute Ernährung ist wichtig, um Energie und Konzentration zu erhalten.
3. Pausen einplanen :
   - **Urlaub und freie Tage: Es ist** wichtig, sich Ruhezeiten zu gönnen, um sich zu erholen.

- **Tägliche Pausen:** Kleine Pausen während des Tages können Ihnen helfen, sich zu entspannen und sich neu zu konzentrieren.

4. Unterstützung finden :
   - **Gesprächsgruppen: Der** Austausch von Erfahrungen und Sorgen mit Kollegen kann eine Perspektive und Unterstützung bieten.
   - **Therapie: Die** Erwägung, mit einem Fachmann zu sprechen, kann bei der Bewältigung von Stress und Emotionen helfen.

5. Effektives Zeitmanagement :
   - **Organisation:** Verwenden Sie Werkzeuge wie Terminkalender oder Anwendungen, um Aufgaben zu planen und zu priorisieren.
   - **Delegieren:** Zögern Sie nicht, bestimmte Verantwortlichkeiten zu delegieren, sei es am Arbeitsplatz oder zu Hause, wenn dies möglich ist.

6. Leidenschaften außerhalb der Arbeit nachgehen :
   - **Hobbys:** Ob Lesen, Malen, Gartenarbeit oder andere Hobbys, diese Aktivitäten können eine notwendige Erholung vom täglichen Stress bieten.
   - **Zeit mit Familie und Freunden verbringen:** Die Pflege dieser Beziehungen kann eine wertvolle emotionale Unterstützung bieten.

Obwohl der Beruf des Krankenpflegers in der Urologie anspruchsvoll ist, ist es wichtig, sich daran zu erinnern, dass die Pflege des eigenen Körpers kein Luxus, sondern eine Notwendigkeit ist. Durch eine angemessene Balance zwischen Berufs- und Privatleben kann die Pflegekraft sicherstellen, dass sie weiterhin eine qualitativ hochwertige Pflege anbieten kann und gleichzeitig ihre eigene Gesundheit und ihr Wohlbefinden bewahrt.

Kapitel 17 :
SICH WEITERENTWICKELN
ALS KRANKENPFLEGER IN DER
UROLOGIE

Die Schulungen
und zusätzliche Spezialisierungen

Die Urologie ist ein weites Feld, das sich ständig weiterentwickelt. Für Pflegekräfte, die ihre Fähigkeiten verbessern oder sich auf einen bestimmten Teilbereich spezialisieren möchten, gibt es verschiedene Ausbildungs- und Spezialisierungsmöglichkeiten. Die Vertiefung der Kenntnisse und Fähigkeiten kommt nicht nur dem Krankenpfleger zugute, sondern auch den Patienten, die er betreut, indem er eine gezieltere und optimierte Pflege anbietet.

1. Fortlaufende Schulungen :
  • **Aktualisierung des Wissens:** Seminare, Webinare und Workshops werden regelmäßig von medizinischen Institutionen oder Berufsverbänden angeboten, um über die neuesten Techniken, Empfehlungen und Forschungsergebnisse in der Urologie auf dem Laufenden zu bleiben.
  • **Managementausbildung:** Einige Krankenpfleger möchten möglicherweise Management- oder Koordinierungsaufgaben übernehmen. Eine Ausbildung in Management, Kommunikation und Organisation kann hier hilfreich sein.
2. Spezialisierungen in bestimmten Bereichen der Urologie :
  • **Urologische Onkologie:** Schwerpunkt ist die Behandlung von Krebserkrankungen der Harnwege.

- **Neurourologie:** Konzentriert sich auf neurologische Störungen, die das Harnsystem betreffen.
- **Pädiatrische Urologie:** Spezialisierung auf die Versorgung von Kindern mit urologischen Problemen.
- **Andrologie:** Eine Spezialisierung, die sich auf die männliche sexuelle und reproduktive Gesundheit konzentriert.
- **Urologische** Rekonstruktion: Behandelt die rekonstruktive Chirurgie des Harntrakts.

3. Spezifische Techniken :
- **Urologische Sonographie:** Schulung über die Verwendung von Ultraschall zur Diagnose und Behandlung von urologischen Erkrankungen.
- **Biofeedback bei Beckenbodenstörungen:** Eine Technik, die zur Behandlung von Inkontinenz und anderen Beckenbodenstörungen eingesetzt wird.

4. Interpersonelle Fähigkeiten :
- **Medizinische Kommunikation:** Schulungen, die sich auf die Verbesserung der Kommunikationsfähigkeiten mit Patienten, Familien und dem medizinischen Team konzentrieren.
- **Stressmanagement:** Techniken und Methoden zur Bewältigung von Stress im Alltag und zur Vermeidung von Burnout.

5. Forschung und Entwicklung :
- **Epidemiologie in der Urologie:** Für diejenigen, die an Forschung interessiert sind, kann eine Ausbildung in Epidemiologie von Vorteil sein.
- **Methodik der klinischen Forschung:** Für Krankenschwestern und Krankenpfleger, die sich an klinischen Versuchen oder Beobachtungsstudien beteiligen möchten.

Die Weiterbildung ist ein wesentlicher Pfeiler in der Karriere eines jeden Angehörigen der Gesundheitsberufe. Urologische Pflegekräfte können ihre berufliche Laufbahn durch die Vielfalt der angebotenen Ausbildungen und

Spezialisierungen bereichern, ihr Wissen vertiefen und auf die unterschiedlichen und spezifischen Bedürfnisse ihrer Patienten eingehen. Dies ist eine Investition, die nicht nur ihre Fachkenntnisse aufwertet, sondern auch die Qualität der von ihnen erbrachten Pflege verbessert.

Bleiben Sie auf dem Laufenden mit dem medizinischen Fortschritt

In der dynamischen und sich entwickelnden Welt der Medizin ist es für jeden Angehörigen der Gesundheitsberufe, einschließlich der Krankenschwester in der Urologie, unerlässlich, sich über die neuesten medizinischen Entdeckungen, Techniken und Fortschritte auf dem Laufenden zu halten. Wie kann ein Krankenpfleger angesichts des raschen technologischen Fortschritts, der regulatorischen Änderungen und der neuen therapeutischen Ansätze effektiv auf dem neuesten Stand seines Fachgebiets bleiben? Hier sind einige Strategien.

1. Abonnements von Fachzeitschriften :
   - **Journal of Urology:** Dies ist eine der wichtigsten Informationsquellen für die neuesten Forschungsergebnisse, Fallstudien und Empfehlungen auf dem Gebiet der **Urologie.**
   - **Pflegezeitschriften:** Diese Veröffentlichungen bieten Einblicke in bewährte Praktiken, neue Techniken und berufliche Herausforderungen aus der Sicht der Pflege.
2. Konferenzen und Seminare :
   - **Praktische Workshops:** Sie bieten eine praktische Ausbildung in neuen Techniken oder Ausrüstungen.
   - **Medizinische Konferenzen:** Hier können Sie Experten zuhören, die über die neuesten Forschungen und Fortschritte diskutieren.

- **Networking:** Die Teilnahme an diesen Veranstaltungen bietet auch die Möglichkeit, Gleichgesinnte zu treffen und sich mit ihnen auszutauschen und so ein reiches und vielfältiges berufliches Netzwerk aufzubauen.

3. Weiterbildung :

Viele Institutionen und Universitäten bieten Kurse und Weiterbildungsprogramme für Angehörige der Gesundheitsberufe an, die ihre Fähigkeiten aktualisieren oder sich in neue Bereiche einarbeiten möchten.

4. Teilnahme an Berufsgruppen :

- **Berufsverbände:** Wie die Association Française d'Urologie, die ihren Mitgliedern Ressourcen, Schulungen und regelmäßige Updates bietet.

- **Online-Newsgroups:** Diese Foren können eine Fülle von Informationen bieten, da die Mitglieder Artikel, Studien und persönliche Erfahrungen austauschen.

5. Nutzung von Online-Ressourcen :

- **Webinare:** Viele Experten und Institutionen bieten live oder aufgezeichnete Webinare zu verschiedenen medizinischen Themen an.

- **Medizinische Blogs:** Einige Fachleute teilen ihr Wissen, ihre Forschung und ihre Meinungen in Blogs oder Vlogs mit.

- **Medizinische Anwendungen:** Spezielle Anwendungen, die häufig mit den neuesten Forschungsergebnissen aktualisiert werden, können eine wertvolle Ressource sein.

6. Interdisziplinäre Zusammenarbeit :

Die enge Zusammenarbeit mit anderen medizinischen Fachrichtungen bietet eine breitere Perspektive auf die Patientenversorgung und ermöglicht es, neue Ansätze oder Techniken zu erlernen, die in anderen Bereichen verwendet werden.

Im medizinischen Bereich auf dem Laufenden zu bleiben, ist sowohl eine Herausforderung als auch eine

Notwendigkeit. Für die Krankenschwester in der Urologie bedeutet dies eine ständige Verbesserung der Patientenversorgung, ein größeres Vertrauen in die eigenen Fähigkeiten und eine bereichernde und erfüllende Karriere. Indem er Zeit und Mühe investiert, um mit den medizinischen Fortschritten Schritt zu halten, stärkt der Pfleger nicht nur sein eigenes Fachwissen, sondern trägt auch zur Entwicklung und Exzellenz des gesamten Pflegeberufs bei.

Teilnahme an Konferenzen und Workshops

Die Medizin ist ein Bereich, der sich ständig weiterentwickelt und es ist für Gesundheitsfachkräfte, insbesondere für Urologiepfleger, von entscheidender Bedeutung, sich über die neuesten Entwicklungen, Forschungen, Techniken und Methoden auf dem Laufenden zu halten. Eine der besten Möglichkeiten, dies zu tun, ist die aktive Teilnahme an Fachkonferenzen und Workshops.

1. Warum sind Konferenzen und Workshops wichtig?
- **Aktualisierung des Wissens:** Die Konferenzen stellen oft die neuesten Forschungen, chirurgischen Techniken, technologischen Innovationen und Behandlungen auf dem Gebiet der Urologie vor.
- **Berufstreffen:** Diese Veranstaltungen bringen oft Experten auf dem Gebiet zusammen und bieten eine einzigartige Gelegenheit, sich auszutauschen, Fragen zu stellen und direkt von den Besten zu lernen.
- **Stärkung des beruflichen Netzwerks:** Workshops und Konferenzen sind ideale Orte, um Kollegen zu treffen, Kooperationen aufzubauen und Erfahrungen auszutauschen.

2. Wie können Sie Ihre Teilnahme optimieren?

- **Vorbereitung im Vorfeld :** Vor der Veranstaltung ist es sinnvoll, sich das Programm anzusehen, interessante Sitzungen zu identifizieren und eventuell Fragen an die Redner vorzubereiten.
- **Aktive Teilnahme:** Die Krankenschwester sollte nicht nur Zuhörer sein, sondern auch aktiv teilnehmen, indem sie Fragen stellt, Notizen macht und mit den anderen Teilnehmern interagiert.
- **Nachbereitung nach der** Konferenz: Es ist hilfreich, seine Notizen nach der Konferenz durchzusehen, die neu erworbenen Fähigkeiten in die Praxis umzusetzen und mit den Fachleuten, die Sie während der Veranstaltung kennengelernt haben, in Kontakt zu treten.

3. Einige praktische Empfehlungen :

- **Wählen Sie die richtigen Veranstaltungen:** Nicht alle Konferenzen und Workshops sind gleich. Daher ist es wichtig, die Veranstaltungen auszuwählen, die am besten zu Ihren beruflichen Bedürfnissen und Interessen passen.
- **Nutzung digitaler Ressourcen:** Viele Konferenzen bieten heute digitale Versionen oder Webinare an, die eine Alternative oder Ergänzung zur physischen Teilnahme darstellen können.
- **Setzen Sie sich Ziele:** Vor jeder Veranstaltung zu definieren, was Sie erreichen wollen, kann Ihnen helfen, Ihre Aufmerksamkeit zu fokussieren und Ihre Zeit zu maximieren.

Die Teilnahme an Konferenzen und Workshops ist nicht nur eine einfache Formalität oder berufliche Verpflichtung. Für Urologiepfleger ist es ein proaktiver Ansatz, der sich auf das Lernen, den Austausch und die ständige Aktualisierung ihrer Kompetenzen konzentriert. Es ist auch eine Gelegenheit, Gleichgesinnte zu treffen, sein berufliches

Netzwerk zu erweitern und durch sein Engagement zu einer hervorragenden Patientenversorgung beizutragen.

Berufliche Netzwerke und Krankenpflegeverbände in der Urologie

Die Welt der Medizin ist groß, komplex und entwickelt sich ständig weiter. In einem so spezialisierten Bereich wie der Urologie ist die Zusammenarbeit und der Erfahrungsaustausch zwischen Fachleuten von entscheidender Bedeutung. Professionelle Netzwerke und Verbände von Pflegekräften in der Urologie sind daher wertvolle Instrumente für Pflegekräfte, die nicht nur ihre Fähigkeiten verbessern, sondern sich auch gegenseitig helfen und in ihrer täglichen Praxis unterstützen möchten.

1. Die Bedeutung von beruflichen Netzwerken :

- **Austausch und kontinuierliches Lernen:** Die Netzwerke bieten eine Plattform, um komplexe Fälle zu diskutieren, klinische Erfahrungen auszutauschen und sich über die neuesten Entwicklungen in der urologischen Versorgung zu informieren.
- **Berufliche und persönliche Unterstützung:** Die Arbeit in einem so anspruchsvollen Bereich kann manchmal zu Erschöpfung oder einem Gefühl der Isolation führen. Diese Netzwerke bieten eine Schulter zum Anlehnen, einen Raum, um Herausforderungen und Erfolge zu teilen und Rat zu suchen.
- **Karrieremöglichkeiten:** Über diese Netzwerke können Krankenschwestern und Krankenpfleger über neue Beschäftigungsmöglichkeiten, Fachausbildungen und Forschungsmöglichkeiten informiert werden.

2. Die Stärke der Urologie-Krankenpflegeverbände :

- **Vertretung und Fürsprache:** Die Verbände fungieren oft als Sprecher, die die Interessen des urologischen Pflegepersonals gegenüber medizinischen

Einrichtungen, Behörden und der Öffentlichkeit vertreten.

- **Ausbildung und Schulung:** Viele Verbände organisieren Seminare, Konferenzen und Workshops für ihre Mitglieder, wodurch ein hohes Maß an Kompetenz gewährleistet wird.
- **Ressourcen und Werkzeuge:** Die Verbände können ihren Mitgliedern wertvolle Ressourcen zur Verfügung stellen, wie z.B. Leitfäden für gute Praxis, Fachzeitschriften und Empfehlungen für Behandlungsprotokolle.

3. Wie Sie Ihr Engagement maximieren können :

- **Aktive Beteiligung: Geben Sie sich** nicht mit einer passiven Mitgliedschaft zufrieden. Nehmen Sie an Sitzungen teil, tragen Sie zu Diskussionen bei und übernehmen Sie möglicherweise eine Führungsrolle in der Organisation.
- **Aufbau von Beziehungen :** Der wahre Wert von Netzwerken und Verbänden liegt in ihren Mitgliedern. Daher ist es wichtig, Beziehungen zu knüpfen, sich mit Gleichgesinnten auszutauschen und dauerhafte Kooperationen aufzubauen.
- **Beitrag zur Gemeinschaft: Die** Weitergabe von Fachwissen, das Anbieten von Schulungen oder Workshops oder das Verfassen von Artikeln für Verbandspublikationen können wirksame Mittel sein, um zur Gemeinschaft beizutragen und gleichzeitig den eigenen beruflichen Ruf zu stärken.

Professionelle Netzwerke und Verbände von Urologiepflegenden sind mehr als nur Organisationen, sie sind dynamische Gemeinschaften, die das berufliche Wachstum, die gegenseitige Unterstützung und den Fortschritt des Berufsstandes fördern. Durch eine aktive Beteiligung kann die Pflegekraft nicht nur persönlich und beruflich profitieren, sondern auch einen bedeutenden

Beitrag zur Exzellenz und Weiterentwicklung der urologischen Pflege leisten.

Kapitel 18 :
SCHLUSSFOLGERUNG UND ZUKUNFTSVISION

Die Entwicklung der Rolle des Krankenpflegers in der Urologie

Die Krankenschwester, die oft als Hüterin der Gesundheitsfürsorge angesehen wird, hat im Laufe der Jahre einen bemerkenswerten Wandel durchgemacht. Im Bereich der Urologie ist diese Entwicklung besonders spürbar und spiegelt den medizinischen Fortschritt, die sich ändernden Erwartungen der Patienten und die Entwicklung der Gesundheitssysteme wider. Lassen Sie uns näher darauf eingehen, wie sich die Rolle des Pflegepersonals in der Urologie verändert hat und wie sie sich an die heutigen Bedürfnisse angepasst hat.

1. Von den Anfängen bis heute :
   * Die Anfänge: **Ursprünglich** war die Rolle des Krankenpflegers in der Urologie weitgehend auf die Grundpflege, die Überwachung der Patienten und die Unterstützung der Ärzte bei Eingriffen beschränkt.
   * **Erweiterung der klinischen Rolle:** Mit der Zeit begann die Krankenschwester, spezialisiertere Aufgaben zu übernehmen, wie z.B. Zystoskopie, Inkontinenzmanagement und Perinealrehabilitation.
   * **Auf dem Weg zu mehr Autonomie:** In vielen Gesundheitssystemen haben Urologiepfleger heute eine größere Autonomie erlangt, führen fortgeschrittene Verfahren durch, treffen unabhängige klinische Entscheidungen und haben in einigen Fällen sogar ihre eigenen Sprechstunden.

2. Die erweiterte Rolle der Krankenschwester :

- **Erzieher und Berater:** Über die direkte Pflege hinaus hat sich die Krankenschwester zu einem Erzieher für die Patienten entwickelt, der ihnen entscheidende Informationen über ihre Erkrankung, Behandlungsmöglichkeiten und Vorbeugung liefert.

- **Forschung und Führung:** Krankenschwestern und Krankenpfleger beteiligen sich zunehmend an der klinischen Forschung und tragen so zur Weiterentwicklung des Fachgebiets bei. Viele Krankenschwestern und Krankenpfleger in der Urologie haben auch Führungspositionen inne und beeinflussen die Leitung und die Politik der Urologieabteilungen.

- **Interdisziplinäre Zusammenarbeit:** Die Krankenschwester von heute arbeitet eng mit einem multidisziplinären Team zusammen, einschließlich Urologen, Onkologen, Radiologen und anderen Gesundheitsfachkräften, um eine ganzheitliche Patientenversorgung zu gewährleisten.

3. Die Herausforderungen und Chancen der Zukunft :

- **Technologie und Telemedizin:** Mit dem Fortschreiten der Technologie muss sich die Krankenpflege anpassen, digitale Hilfsmittel in ihre Praxis integrieren und Fernpflege anbieten.

- **Zunehmende Komplexität der Pflege:** Mit den Fortschritten bei Diagnose und Behandlung wird die Pflege urologischer Patienten immer komplexer und erfordert eine ständige Weiterbildung und Spezialisierung des Pflegepersonals.

- **Die Verteidigung der Patientenrechte :** In einer zunehmend patientenzentrierten Welt wird die Krankenschwester eine entscheidende Rolle als Verteidigerin der Rechte und Bedürfnisse der Patienten spielen und eine ethische und patientenzentrierte Pflege sicherstellen.

Die Entwicklung der Rolle der Krankenschwester in der Urologie zeugt von der Dynamik und Anpassungsfähigkeit des Krankenpflegeberufs angesichts der raschen Veränderungen in der medizinischen Landschaft. Diese sich ständig weiterentwickelnde Rolle stellt sicher, dass die Pflegekraft weiterhin an der Spitze der urologischen Pflege steht und bereit ist, auf zukünftige Herausforderungen zu reagieren und gleichzeitig die bestmögliche Pflege für die Patienten zu gewährleisten.

Technologie und die Zukunft der Urologie

Die medizinische Welt war schon immer an der Spitze der technologischen Innovation, und die Urologie bildet hier keine Ausnahme. Die Urologie hat durch den technologischen Fortschritt einen tiefgreifenden Wandel erfahren, der eine vielversprechende Zukunft vorwegnimmt. Anhand dieses Überblicks können wir sehen, wie die Technologie die heutige Urologie bereits prägt und was die Zukunft bringen wird.

1. Der aktuelle Einfluss der Technologie auf die Urologie :
   - **Robotische Chirurgie:** Roboterassistierte Eingriffe, insbesondere mit dem da Vinci-System, haben die urologische Chirurgie revolutioniert und bieten unübertroffene Präzision, winzige Schnitte und eine schnellere Genesung der Patienten.
   - **Fortgeschrittene Bildgebung:** Bildgebungstechnologien wie die multiparametrische MRT haben die Diagnose und Behandlung vieler urologischer Erkrankungen, insbesondere des Prostatakarzinoms, verbessert.
   - **Technologiegesteuerte Behandlungen:** Therapien wie die Stoßwellenlithotripsie bei Nierensteinen oder die Thermotherapie bei gutartiger Prostatavergrößerung sind Beispiele dafür, wie die

142

Technologie weniger invasive Alternativen zu herkömmlichen chirurgischen Eingriffen bieten kann.

2. Innovationen am Horizont :

- **Erweiterte und virtuelle Realität:** Diese Werkzeuge haben das Potenzial, die medizinische Ausbildung zu verändern, indem sie es Urologen und Krankenschwestern ermöglichen, in einer virtuellen Umgebung zu trainieren, bevor sie echte Patienten behandeln.

- **Künstliche Intelligenz:** Mit ihrem Potenzial, Tausende von Daten schnell zu analysieren, könnte die KI bei der Frühdiagnose von Krankheiten, der Vorhersage von Rückfällen oder der Personalisierung von Behandlungen helfen.

- **3D-Drucktechnologie:** Die Zukunft könnte in 3D-gedruckten Organen oder Organteilen bestehen, die speziell auf den jeweiligen Patienten zugeschnitten sind, wodurch sich die Situation bei Nierentransplantationen oder urologischen Rekonstruktionen ändern könnte.

3. Ethische und gesellschaftliche Auswirkungen :

Jeder technologische Fortschritt wirft ethische Fragen auf. Wer wird Zugang zu diesen teuren Technologien haben? Wie kann sichergestellt werden, dass die Algorithmen der KI nicht verzerrt sind? Wie kann die Vertraulichkeit von Daten in einer zunehmend vernetzten Welt geschützt werden? Dies sind Fragen, mit denen sich der urologische Sektor, wie die gesamte medizinische Welt, auseinandersetzen muss.

Die Technologie bietet der Urologie spannende Möglichkeiten, die Behandlung der Patienten zu verbessern. Mit diesen Fortschritten gehen jedoch auch neue Verantwortlichkeiten einher. Urologisches Fachpersonal muss nicht nur die neuen Technologien beherrschen, sondern auch deren ethische Implikationen verstehen.

Die Bedeutung von Empathie und Menschlichkeit in der Praxis

Die Medizin ist ein Bereich, der trotz seiner technologischen Fortschritte und seiner wissenschaftlichen Grundlage von Grund auf menschlich bleibt. Im Mittelpunkt dieser Disziplin steht der Patient, ein Individuum mit seinen Sorgen, Ängsten und seiner Geschichte. In der Urologie, wie in allen medizinischen Fachgebieten, ist die Bedeutung von Empathie und Menschlichkeit entscheidend, um eine ganzheitliche und wirklich effektive Behandlung zu gewährleisten.

1. Empathie als Brücke zwischen Wissenschaft und Menschlichkeit :
   - **Den Patienten verstehen :** Obwohl die Symptome gemeinsam sein können, erlebt jeder Patient seine Krankheit auf einzigartige Weise. Einfühlungsvermögen ermöglicht es, diese individuelle Erfahrung zu erfassen, die Behandlung anzupassen und eine persönliche Betreuung zu gewährleisten.
   - **Förderung der Kommunikation:** Ein Patient, der das Gefühl hat, dass sein Betreuer einfühlsam ist, wird eher bereit sein, offen über seine Symptome, Sorgen und Erwartungen zu sprechen. Dies verbessert die Diagnose, die Nachsorge und die Zufriedenheit des Patienten.
2. Die Menschheit in einer Welt der Maschinen :
   - **Technologie ersetzt nicht die menschliche Berührung:** Auch mit der Entwicklung von Operationsrobotern und künstlicher Intelligenz bleibt der Trost einer beruhigenden Hand, eines Lächelns oder einer beruhigenden Stimme unersetzlich.
   - **Erinnern Sie sich an die Person hinter dem Patienten:** Hinter jeder Diagnose steht ein Mensch mit seinen Träumen, Hoffnungen und Angehörigen.

Der menschliche Ansatz erkennt den Patienten als ein multidimensionales Wesen an.

3. Vorteile für die Pflegekräfte :

- **Vorbeugung von Burnout:** Empathie mag emotional kostspielig erscheinen, aber sie ist auch eine Quelle beruflicher und persönlicher Zufriedenheit und stärkt die Bindung zwischen dem Pfleger und seiner Berufung.
- **Verbesserung der interprofessionellen Beziehungen:** Eine Praxis, die von Menschlichkeit und Empathie geprägt ist, fördert auch eine bessere Kommunikation und Zusammenarbeit zwischen den Angehörigen der Gesundheitsberufe.

Einfühlungsvermögen und Menschlichkeit sind mehr als nur wünschenswerte Eigenschaften für einen Angehörigen der Gesundheitsberufe, sie sind von grundlegender Bedeutung. In einem Bereich, in dem der technologische Fortschritt rasant ist, muss die Urologie, wie andere medizinische Fachgebiete auch, die Menschlichkeit im Zentrum ihrer Praxis behalten. Letztendlich ist es die Kombination aus medizinischer Kompetenz und menschlichem Mitgefühl, die den Unterschied im Leben der Patienten ausmacht.

Glossar medizinische Begriffe
in der Urologie

- **Anurie:** Vollständige Abwesenheit der Urinproduktion durch die Nieren.
- **BPH (Benigne Prostatahyperplasie) : Eine** nicht kanzeröse Vergrößerung der Prostata, die häufig zu einer Behinderung des Harnflusses führt.
- **Zystitis: Eine** Blasenentzündung, die in der Regel durch eine Infektion verursacht wird.
- **Zystoskopie:** Medizinisches Verfahren, bei dem das Innere der Blase und der Harnröhre mit Hilfe eines Zystoskops untersucht wird.
- **Dysurie:** Schwierigkeiten oder Schmerzen beim Wasserlassen.
- **Hämaturie:** Blut im Urin.
- **Harninkontinenz: Die** Unfähigkeit, das Wasserlassen zu kontrollieren, was zu unfreiwilligem Urinverlust führt.
- **Urolithiasis:** Bildung von Steinen in den Harnwegen.
- **Nephrektomie:** Chirurgische Entfernung einer Niere.
- **Nephritis: Eine** Entzündung der Niere, die häufig durch eine Infektion, eine Autoimmunkrankheit oder ein Toxin verursacht wird.
- **Nephrolithiasis:** Vorhandensein von Nierensteinen.
- **Blasenvorfall:** Absinken oder Hernie der Blase in die Vagina.
- **Prostatitis: Eine** Entzündung der Prostata, die in der Regel durch eine Infektion verursacht wird.
- **Pyelonephritis: Eine** Niereninfektion, die in der Regel durch Bakterien verursacht wird, die von der Blase in die Nieren aufsteigen.
- **Harnverhalt:** Unfähigkeit, die Blase vollständig zu entleeren.

- **Urethralstenose: Eine** abnormale Verengung der Harnröhre.
- **TURP (Transurethrale Resektion der Prostata) :** Chirurgisches Verfahren zur Behandlung der benignen Prostatahyperplasie.
- **Urethritis: Eine** Entzündung der Harnröhre, die häufig durch eine Infektion verursacht wird.
- **Urographie:** Röntgenaufnahme der Nieren, Harnleiter und der Blase nach Injektion eines Kontrastmittels.
- **Neurogene Blase: Eine** Blasenfunktionsstörung, die auf eine Nervenschädigung zurückzuführen ist.

Bitte beachten Sie, dass dieses Glossar nicht erschöpfend ist. In der Urologie, wie auch in anderen medizinischen Bereichen, werden im Zuge des wissenschaftlichen Fortschritts immer wieder neue Begriffe und Techniken entwickelt. Es ist wichtig, dass die Angehörigen der Gesundheitsberufe stets informiert und auf dem neuesten Stand sind, um ihren Patienten die bestmögliche Behandlung zukommen zu lassen.

Ressourcen und Referenzen
um seine Kenntnisse zu vertiefen

Die folgenden Ressourcen bieten eine Fülle von Informationen für jeden, der sein Wissen über Urologie erweitern möchte. Ob medizinisches Fachpersonal, Studenten oder einfach nur Neugierige, diese Bücher, Zeitschriften, Webseiten und Berufsverbände sind unerlässlich, um über die neuesten Entwicklungen in der Urologie informiert zu bleiben.

Bücher :
- *Campbell-Walsh Urology*: Dieses Handbuch ist ein wichtiges Nachschlagewerk für die Urologie und wird regelmäßig mit den neuesten Forschungsergebnissen und Techniken aktualisiert.
- *Smith & Tanaghos' General Urology*: Ein weiterer Klassiker der urologischen Literatur, der für seine Klarheit und seinen praktischen Ansatz geschätzt wird.

Akademische Zeitschriften :

3. *The Journal of Urology*: Eine Publikation der American Urological Association und eine der angesehensten Fachzeitschriften auf diesem Gebiet.
- *European Urology*: Diese Zeitschrift wird von der European Association of Urology herausgegeben und enthält Artikel über die neuesten Forschungen und Fortschritte in der Urologie in Europa.

Webseiten :

5. **Urology Care Foundation**: Die offizielle Website der Bildungsstiftung der American Urological Association bietet aktuelle Informationen und Ressourcen für Fachleute und die allgemeine Öffentlichkeit.
- **Medscape Urology**: Ein spezieller Bereich von Medscape, der Nachrichten, Artikel und Konferenzen mit Bezug zur Urologie bietet.

Berufsverbände :

7. **American Urological Association (AUA)**: Eine führende Organisation auf dem Gebiet der Urologie, die Ressourcen, Schulungen und Konferenzen anbietet.

- **European Association of Urology (EAU)** : Ähnlich wie die AUA, aber mit Schwerpunkt auf der Urologie in Europa.
- **Internationale Gesellschaft für Urologie (ISU)**: Eine weltweite Organisation, die sich der Förderung der Urologie widmet.

Kurse und Schulungen :

10. **Urology courses on Coursera & Udemy**: Diese Online-Lernplattformen bieten oft spezielle Kurse zur Urologie an, die von Experten auf diesem Gebiet geleitet werden.

- **Webinare und Online-Vorlesungen**: Viele Verbände, wie die AUA, bieten regelmäßig Webinare und Online-Vorlesungen an, um die Fachleute weiterzubilden.

Konferenzen und Workshops :

12. **AUA Annual Meeting**: Eine jährliche Veranstaltung, bei der Urologen aus der ganzen Welt zusammenkommen, um Wissen, Forschung und Techniken auszutauschen.

- **VAE-Kongress**: Ähnlich wie der AUA-Kongress, aber mit Schwerpunkt auf Europa.

Für Fachleute, Studenten und Interessierte an der Urologie im französischsprachigen Raum finden Sie hier eine Auswahl an relevanten Ressourcen und Referenzen, die Ihnen helfen können, Ihr Wissen zu erweitern:

Bücher :

- *Traité d'urologie*: Ein umfassendes und unverzichtbares Nachschlagewerk für alle Urologieexperten in der französischsprachigen Welt.

- *Urologie im Alltag*: Ein praktischer Leitfaden für Kliniker, die sich mit häufigen urologischen Erkrankungen befassen.

Akademische Zeitschriften :

3. **Progrès en Urologie**: Die führende deutschsprachige Zeitschrift für **Urologie, die über** alle Fortschritte und Forschungen auf diesem Gebiet berichtet.

- **Annals of Urology**: Eine weitere bedeutende Zeitschrift, die verschiedene Aspekte der Urologie abdeckt.

Webseiten :

5. **Französische Vereinigung für Urologie (AFU)** : Dies ist die führende Organisation für Urologie in Frankreich. Sie bietet Informationen, Leitlinien und Ressourcen für Fachleute.

- **Urofrance**: Das Portal der AFU, ein reichhaltiges Verzeichnis von Artikeln, Empfehlungen und Nachrichten für französischsprachige Urologen.

Berufsverbände :

7. **Société Internationale Francophone d'Urologie (SIFU)**: Ziel ist es, französischsprachige Urologen aus der ganzen Welt zusammenzubringen, um sich auszutauschen und zusammenzuarbeiten.

- **Belgian Association of Urology (BAU)** : Obwohl diese Organisation hauptsächlich belgisch ist, veröffentlicht sie aufgrund der französischsprachigen Region Belgiens auch Inhalte in französischer Sprache.

Kurse und Schulungen :

9. **AFU Fortgeschrittenenkurse**: Fortgeschrittene **Kurse** zu spezifischen urologischen Themen, die von der AFU angeboten werden.

- **E-Learning-Plattformen**: Mehrere Plattformen wie MeduProfenligne bieten urologische Module in französischer Sprache an.

Konferenzen und Workshops :

11. **AFU-Jahreskongress**: Eine wichtige Veranstaltung für französischsprachige Urologen, bei der die neuesten Entwicklungen in Forschung, Praxis und Technologie vorgestellt werden.

- **SIFU-Treffen**: Diese Treffen bringen Urologen aus dem französischsprachigen Raum zum Austausch und zur Fortbildung zusammen.

Für einen Fachmann oder Studenten der Urologie sind diese Ressourcen und Referenzen von unschätzbarem Wert. Sie bieten nicht nur die Möglichkeit, das eigene Wissen zu erweitern, sondern auch, sich mit der weltweiten urologischen Gemeinschaft zu verbinden, von den Besten auf diesem Gebiet zu lernen und zur Weiterentwicklung dieses wichtigen medizinischen Fachgebiets beizutragen.

Checklisten für laufende Verfahren

Die Verwendung von Checklisten bei medizinischen Verfahren ist wichtig, um die Sicherheit des Patienten, die Standardisierung der Pflege und die Einhaltung der festgelegten Protokolle zu gewährleisten. Im Folgenden finden Sie einige Checklisten für gängige urologische Verfahren:

- Zystoskopie
  - Vorbereitung des Patienten: Information über das Verfahren, Einholung der Zustimmung, Überprüfung auf Allergien.
  - Vorbereitung des Materials: Zystoskop, Kochsalzlösung, topisches Anästhetikum.
  - Installation des Patienten.
  - Desinfektion des Genitalbereichs.
  - Einsetzen und korrekte Handhabung des Zystoskops.
  - Vollständige Inspektion der Blase.
  - Sichere Entfernung des Zystoskops.
  - Nachsorge und Nachsorge.
- Einführen eines Harnkatheters
  - Überprüfung der Identität des Patienten.
  - Erklärung des Verfahrens für den Patienten.
  - Vorbereitung des Materials: Katheter, Gleitmittel, topisches Anästhetikum, Sammelbeutel.
  - Positionierung des Patienten.
  - Desinfektion des Genitalbereichs.
  - Atraumatische Einführung des Katheters.
  - Bestätigung der Positionierung (Urinrückfluss).
  - Fixierung des Katheters.
  - Verbindung zum Fangsack.
- Biopsie der Prostata
  - Informierte Zustimmung des Patienten.

- Vorbereitung der Ausrüstung: Ultraschallsonde, Biopsienadeln.
- Verabreichung von prophylaktischen Antibiotika.
- Positionierung des Patienten.
- Einführen der Sonde und Lokalisierung der interessierenden Zone.
- Entnahme von Proben.
- Behandlung von Blutungen.
- Postprozedurale Anweisungen für den Patienten.
- Extrakorporale Lithotripsie (LEL)
  - Bestätigung der Diagnose (Nierensteine).
  - Überprüfung, dass es keine Kontraindikationen gibt (Schwangerschaft, Gerinnungsstörungen).
  - Vorbereitung der Ausrüstung: Lithotripter, Ultraschall/Fluoroskopie.
  - Lagerung und Ruhigstellung des Patienten
  - Genaue Lokalisierung des Steins.
  - Anwendung von Stoßwellen.
  - Überwachung der Reaktion des Patienten
  - Nachsorge und Anweisungen.
- Urologische Chirurgie (z. B. Nephrektomie)
  - Informierte Zustimmung.
  - Präoperativ: Bluttests, Anästhesiebeurteilung.
  - Chirurgische Vorbereitung: Asepsis, Abdecken, Ausrüstung.
  - Durchführung des chirurgischen Eingriffs mit sicheren Techniken.
  - Wundverschluss und -pflege.
  - Postoperative Überwachung: Vitalzeichen, Schmerzen, Komplikationen.

Diese Checklisten sind nur ein allgemeiner Entwurf und jede Einrichtung oder Klinik wird wahrscheinlich ihre eigenen spezifischen Protokolle und Listen haben. Sie dienen dazu, sicherzustellen, dass jeder Schritt konsequent

153

befolgt wird, wodurch das Risiko von Fehlern oder Auslassungen verringert wird.

Ressourcen für die Weiterbildung und die Spezialisierung auf Urologie

Fort- und Weiterbildung ist für alle Angehörigen der Gesundheitsberufe unerlässlich, die ihre Fähigkeiten erhalten und verbessern, mit den medizinischen Fortschritten Schritt halten und eine optimale Versorgung ihrer Patienten gewährleisten wollen. Für Pflegekräfte in der Urologie finden Sie hier eine Liste von Ressourcen für die Weiterbildung und Spezialisierung:

- Berufsverbände und Vereinigungen :
  - *Association Française d'Urologie (AFU)*: Bietet Schulungen, Workshops und Konferenzen für urologische Fachkräfte an.
  - *International Society of Urology (ISU)*: eine globale Ressource für Schulungen, Kongresse und Webinare in *Urologie.*
- Online-Kurse und Webinare :
  - Plattformen wie *Coursera, Udemy und FutureLearn* können spezielle Kurse für Urologie anbieten.
  - Viele Universitätskliniken und Institutionen bieten kostenlose oder kostenpflichtige Webinare für Fachleute an.
- Spezialisierungs- und Fortgeschrittenenprogramme :
  - Erkundigen Sie sich bei den Universitäten und Krankenpflegeschulen, die Master- oder Spezialisierungsprogramme in urologischer Pflege anbieten.
  - *European School of Urology (ESU)*: Bietet Fortbildungen und Programme für Urologie-Fachleute an.

- Workshops und praktische Workshops :
  - Die Hersteller von urologischen Geräten können Schulungen zur Nutzung und Wartung ihrer Geräte anbieten.
  - Workshops über Themen wie die Handhabung von Kathetern, Lithotripsie oder neue chirurgische Techniken können auf Konferenzen oder Fachmessen organisiert werden.
- Medizinische Literatur :
  - Abonnieren Sie Fachzeitschriften wie *das Urology Journal* oder das *Journal of Urology*.
  - Datenbanken wie *PubMed* können genutzt werden, um die neuesten Forschungsergebnisse in der Urologie zu verfolgen.
- Teilnahme an Konferenzen :
  - Konferenzen und Kongresse, wie der *Jahreskongress der AFU* oder der *Kongress der American Urological Association (AUA),* sind hervorragende Orte, um zu lernen, zu netzwerken und die neuesten Innovationen zu entdecken.
- Simulationszentren :
  - Einige Ausbildungszentren bieten Simulationen an, in denen urologische Verfahren in einer sicheren Umgebung durchgeführt werden, so dass die Krankenpfleger ihre Fähigkeiten verbessern können.
- Lokale und regionale   Ressourcen :
  - Regionale oder lokale   Verbände von Urologiepflegern können Schulungen, Workshops und Treffen für die kontinuierliche berufliche Entwicklung anbieten.

Schließlich ist der Schlüssel zur ständigen Weiterbildung die persönliche Motivation. Bleiben Sie neugierig, engagiert und immer auf der Suche nach Verbesserungen, um Ihren Patienten die bestmögliche Versorgung zu bieten.

Berufsverbände und Netzwerke von Pflegekräften in der Urologie

Die Arbeit in der Urologie ist wie in jedem anderen medizinischen Bereich eine berufliche Verpflichtung, die nicht nur fundierte Kenntnisse erfordert, sondern auch ein starkes Netzwerk von Kollegen, um sich über bewährte Verfahren auszutauschen, sich über die neuesten Entwicklungen auf dem Laufenden zu halten und Unterstützung bei den Herausforderungen des Berufs zu finden. Für Krankenschwestern und Krankenpfleger, die auf Urologie spezialisiert sind, kann der Beitritt zu einem Berufsverband oder einem Netzwerk ein entscheidender Schritt auf ihrem beruflichen Weg sein.

- Französische Vereinigung für Urologie (AFU) :
    - Obwohl sich die AFU hauptsächlich an Urologen richtet, gibt es auch Mitglieder aus dem Pflegebereich. Die AFU bietet spezielle Schulungen, Workshops und Konferenzen für urologisches Pflegepersonal an.
- European Association of Urology Nurses (EAUN) :
    - Die EAUN wurde unter der Schirmherrschaft der European Association of Urology (EAU) gegründet und widmet sich Pflegekräften, die sich auf Urologie spezialisiert haben. Sie bietet Schulungen und Veröffentlichungen an und veranstaltet jährliche Konferenzen.
- Internationale Gesellschaft für Urologie (ISU) :
    - Die SIU ist eine internationale Organisation, die neben Urologen auch Krankenschwestern und -pfleger willkommen heißt. Sie bietet

verschiedene Ressourcen, Konferenzen und Schulungen an.

- Lokale und regionale Netzwerke :
  - Je nach Region oder Land kann es lokale Verbände oder Netzwerke von Pflegekräften geben, die auf Urologie spezialisiert sind. Diese Verbände können eine wertvolle Quelle für Informationen und Unterstützung sein, insbesondere in Bezug auf lokale oder kulturelle Aspekte der Praxis.
- Online-Plattformen :
  - Foren und Gruppen in sozialen Netzwerken wie LinkedIn oder Facebook können von und für Pflegekräfte in der Urologie eingerichtet werden. Diese Bereiche bieten die Möglichkeit, sich über konkrete Probleme auszutauschen, Fragen an die Gemeinschaft zu stellen oder Ressourcen zu teilen.
- Zusammenarbeit mit Bildungseinrichtungen :
  - Einige Organisationen oder Krankenpflegeschulen können über spezielle Abteilungen für Urologie verfügen oder Nachdiplomkurse in Urologie anbieten. Durch die Zusammenarbeit mit diesen Einrichtungen können die Pflegekräfte ihre Kompetenzen erweitern und ihr Netzwerk vergrößern.
- Teilnahme an Veranstaltungen :
  - Konferenzen, Workshops und Seminare sind ideale Gelegenheiten, um andere Fachleute zu treffen, Visitenkarten auszutauschen und Ihr berufliches Netzwerk zu erweitern.

Der Beitritt zu einer Vereinigung oder einem Netzwerk ist ein proaktiver Schritt, der viele Türen öffnen kann, sowohl beruflich als auch persönlich. Diese Mitgliedschaften bieten die Möglichkeit, sich über die besten Praktiken auf dem Laufenden zu halten, Innovationen in diesem Bereich zu entdecken und vor allem, einer Gemeinschaft anzugehören, die die gleichen Herausforderungen und Ambitionen teilt.

www.ingramcontent.com/pod-product-compliance
Lightning Source LLC
Chambersburg PA
CBHW072206290526
45794CB00004B/1675